医药科普丛书

一本书读懂
颈椎病

主编　张建福　张董喆

中原农民出版社
·郑州·

图书在版编目(CIP)数据

一本书读懂颈椎病/张建福,张董喆主编. —郑州:中原农民出版社,2016.6
(医药科普丛书/温长路主编)
ISBN 978-7-5542-1418-3

Ⅰ.①一… Ⅱ.①张… ②张… Ⅲ.①颈椎-脊椎病-防治-问题解答 Ⅳ.①R681.5-44

中国版本图书馆CIP数据核字(2016)第088093号

一本书读懂颈椎病
YIBENSHU DUDONG JINGZHUIBING

出版:中原农民出版社
地址:河南省郑州市经五路66号　　**邮编**:450002
网址:http://www.zynm.com　　**电话**:0371-65751257
发行:全国新华书店
承印:新乡市豫北印务有限公司

投稿邮箱:zynmpress@sina.com
医卫博客:http://blog.sina.com.cn/zynmcbs
策划编辑电话:0371-65788653　　**邮购热线**:0371-65724566

开本:710mm×1010mm　1/16
印张:7.5
字数:114千字
版次:2016年6月第1版　　**印次**:2016年6月第1次印刷

书号:ISBN 978-7-5542-1418-3　　**定价**:19.00元

医药科普丛书编委会

本书主编　张建福　张董喆

内容提要

颈椎病又称颈椎综合征，是一种以退行性病理改变为基础的疾患，本来是中老年人的多发病，但由于现在工作和生活条件的变化，许多年轻人也受到了颈椎病的困扰。本书采用一问一答的形式，将专家临床经常遇到的、患者关心的问题，用通俗的语言进行了解答。本书共分颈椎篇、颈痛篇、运动锻炼篇、治疗篇，详细介绍了关于颈椎病的发病原因、防治方法、治疗手段，如颈椎病的发病与枕头有关系吗？颈椎病为什么会出现下肢的症状？颈椎病最好不要吃哪些食物？颈椎病可以通过练功锻炼来防治吗？颈椎病的食疗方有哪些等内容。希望本书能为颈椎病患者提供一些帮助。

再序

一套丛书，两年间出版了 24 种，不仅被摆放在许多书店的显眼位置，有不错的卖点，而且还频频在各类书展中亮相，获得读者的好评。2014 年 2 月，其中的 19 种已通过手机上线阅读，把它带进了更广阔的空间……这些信息既让我高兴，也使我惊讶：一个地方性的出版社能有如此之光彩，可见其决策者运筹之精、编辑人员付出之多、市场运作人员对机缘的把握之准了。在平面出版物不断受到冲击的今天，这是不是应当引起关注和研究的一个现象呢！百姓的需求是最大的砝码，读者的喜爱是最好的褒奖，中原农民出版社不失时机地组织专家又编写出一批后续书目，并将于 2014 年 7 月起陆续推出。作为这套丛书的主编，我抑制不住内心的冲动，提笔写下这段话，以为这套丛书的高效繁衍鼓劲、助力！

继续推出《医药科普丛书》的意义，起码有三点是可以肯定的：

一是，为国民健康素养的提高提供食材。2012 年，我国居民的基本健康素养水平只有 8.8%，处于比较低的层次，与中国的大国地位和整体国力很不适应。2014 年 4 月，国家卫生和计划生育委员会在《全民健康素养促进行动规划(2014－2020)》中提出了 5 年后要将这个水平提高到 20%的目标，这既是一项利国利民的大事，也是一项涉及诸多方面的艰巨任务。作为医学科学工作者，最方便参与、最有可能做到的就是利用自己的知识、智慧和创造性劳动，在向受众提供诊疗服务的同时，进一步加大对医学知识普及的广度、深度、力度和强度，通过讲健康知识、写科普作品，面传心授，身体力行，用群众喜闻乐见的形式向他们传播科学的生活理念和生活方式。《医药科普丛书》的承载中，就包含有这样崇高的使命。

二是，为医疗制度改革的顺利进行拓宽思路。我国正在进行的医疗制度改革，事关国计民生。疾病谱的快速变化、老龄化的日趋突出，困扰着未来世界的发展，也困扰着社会的安宁。美国的人均年医疗经费投入已高达8 700美元(占美国 GDP 的 17.7%，是全球总投入的 1/4)，而国民健康水平(发病率和人均寿命)在世界卫生组织 191 个国家的排名中却一直徘徊在第18～20位。我国虽然在过去短短几十年时间就完成了西方国家一二百年才完成的转变，但同时也存在着发展中国家所面临的疾病和健康的双重负担。如不及早干预，未来国家GDP的1/4将用于医疗。要解决十几亿人口的健康问题，必须寻找一条符合我国国情的路子，用李克强总理的话说，就是用中国式的方法去解决世界难题。《医药科普丛书》的承载中，也包含着这样积极的因子。

三是，为健康服务业的发展增添动力。2013年10月，国务院正式出台了《关于促进健康服务业发展的若干意见》（以下简称《意见》），要求充分调动社会力量的积极性和创造性，扩大供给，创新发展模式，促进基本和非基本健康服务协调发展，力争到2020年，基本建立覆盖全生命周期、内涵丰富、结构合理的健康服务业体系。《意见》中提出的今后一个时期发展健康服务业的八项任务，体现在治疗、预防、保健、康复的各个层面，如何实现对疾病干预的前移，树立超前的健康管理意识，是重中之重的工作。它对降低发病率、减少疾病痛苦、节约卫生资源、增加健康指数、增强国力都有不可估量的作用。围绕这一理念，在健康预测、健康评估、健康教育、健康维护、健康干预等领域大有作为。《医药科普丛书》的承载中，还包含了这样有益的探索。

《医药科普丛书》的作者，都是各个学科的专家，资质是完全可以放心的。已经出版的24种书，传播了健康的正能量，产生了较大的影响，这是应当肯定的主旋律。仔细阅读就会发现，有的书文笔老到，深入浅出，趣味引人，出自长期从事科普的高手；有的书，墨花四溅，激情横溢，单刀直入，出自牛刀初试的新秀。越来越多的医学工作者爱科普、做科普，成为学术与科普并举的双重能手，是一种值得称道的好现象。学术与科普，既是可以互相渗透、互相促进，命运密不可分的同宗学问，又是具有不同个性特点的两个领域，如何在二者之间找到恰当的切合点、交融处，是文化和科学传播中需要认真探索和努力解决的问题。建议丛书的后续作品，进一步处理好政治与学术、文化与科学、中医与西医、创新与普及、养生与养病、偏方与正方、食养与食疗、高雅与通俗、书本与实用、引用与发挥等关系，立足基层、立足老百姓的实际需求，以指导大众健康生活方式的建立、养生理念的形成和常见病、多发病的防治方法为主，兼顾不同人群的不同需求，采取多样性的形式，有针对性地为民众提供科学、有用、有理、有趣的知识和技能，成为他们追求健康、幸福人生的好帮手、好朋友。

以上这段话，是感慨之中一气呵成的，充以为序，以与作者、编者、读者共勉吧！

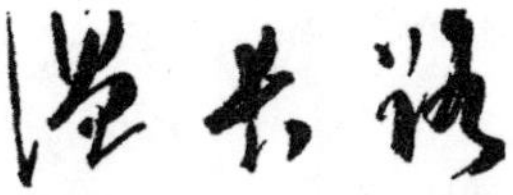

2014 年 6 月 6 日　北京

序

人类疾病谱虽然不断发生着变化，但常见病依然是影响健康长寿的最主要因素。以最多见的慢性病为例，心脑血管疾患、恶性肿瘤、呼吸系统疾病、糖尿病每年的死亡人数分别为 1 700 万、760 万、420 万、130 万，占世界死亡人数的 85%左右，其中有 30%的死亡者年龄还不足 60 岁。我国的情况也不乐观，政府虽然逐年在增加医疗投资，但要解决好十几亿人口的健康问题，还必须循序渐进，抓住主要矛盾，首先解决好常见病的防治问题。如何提高人们对健康的认知、对疾病的防范意识，是关系国计民生的紧迫话题，也自然是医药卫生工作者的首要任务。

2009 年 10 月，在长春市召开的庆祝新中国成立 60 周年优秀中医药科普图书著作奖颁奖大会上，中原农民出版社的刘培英编辑提出了要编纂一套《医药科普丛书》的设想，并拟请我来担任这套丛书的主编，当时我就表示支持。她的设想，很快得到了中原农民出版社领导的全力支持，该选题被列为 2011 年河南省新闻出版局的重点选题。2010 年，他们在广泛调查研究的基础上，筛选病种、确定体例、联系作者，试验性启动少量作品。2011 年，在取得经验的前提下，进一步完善编写计划，全面开始了这项工作。在编者、作者和有关各方的通力合作下，《一本书读懂高血压》《一本书读懂糖尿病》《一本书读懂肝病》《一本书读懂胃病》《一本书读懂心脏病》《一本书读懂肾脏病》《一本书读懂皮肤病》《一本书读懂男人健康》《一本书读懂女人健康》《一本书读懂孩子健康》《一本书读懂颈肩腰腿痛》和《生儿育女我做主》12 本书稿终于脱颖而出，在龙年送到了读者面前。今年，《一本书读懂失眠》《一本书读懂过敏性疾病》《一本书读懂如何让孩子长高》《一本书读懂口腔疾病》又和大家见面了，这的确是一套适合普通百姓看的科普佳作。

在疾病的防治方法上，如何处理好中西医学的关系问题，既是个比较敏感的话题，又是个不容回避的问题。我们的态度是，要面对适应健康基本目的和读者实际需求的大前提，在尊重中西医学科各自理念的基础上，实现二者的结合性表述：认知理念上，或是中医的或是西医的；检查手段上，多是西医的；防治方法上，因缓急而分别选用中医的或西医的。作为这套书的基本表述原则，想来不必羞羞答答，还是说明白了好。毋庸遮掩，这种表述肯定会存在这样或那样的不融洽、不确切、不圆满等不尽如人意处，还需要长期的探索和艰苦的磨合。

东方科学与西方科学、中医与西医，从不同的历史背景之中走来，这是历史的自然发展。尽管中医与西医在疾病的认识上道殊法异，但殊途同归，从本质上看，中西医之间是可以互补的协作者。中西医之间要解决的不是谁主谁次、谁能淘汰谁的问题，而是如何互相理解、互相学习、互相取长补短、互相支持、互相配合的问题。这种“互相”关系，就是建立和诠释“中西医结合”基本含义的出发点与归宿点。人的健康和疾病的无限性与医学认识活动的有限性，决定了医学的多元性。如果说全球化的文化形态必然是不同文化传统的沟通与对话，那么，全球时代的医疗保健体系，必然也是不同医疗文化体系的对话与互补。当代中国医疗保健体系的建立，必然是中西医两大医学体系优势互补、通力合作的成果。中西医长期并存、共同发展，是国情决定、国策确立、国计需求、民生选择的基本方针。从实现中华民族复兴、提高国民健康素质和人类发展进步的共同目标出发，中西医都需要有更多的大度、包容、团结精神，扬长避短，海纳百川，携手完成时代赋予的共同使命。医学科普，是实现中西医学结合和多学科知识沟通的最佳窗口和试验田。不管这一认识能不能被广泛认可，大量的医学科普著作、养生保健讲座实际上都是这样心照不宣地进行着的，无论是中医的还是西医的。

世界卫生组织称，个人的健康和寿命60%取决于自己、15%取决于遗传、10%取决于社会因素、8%取决于医疗条件、7%取决于气候的影响，这就明确告诉我们，个人的健康和寿命，很大程度上取决于自己。“取决”的资本是什么？是对健康的认知程度和对健康正负因素的主动把握，其中最主要的就是对疾病预防问题的科学认识。各种疾病不仅直接影响到人的健康和生活质量，而且严重影响到人的生存状况和寿命。我国人均寿命从新中国成立之始的35岁升高到2005年的73岁，重要原因之一就是疾病防治手段不断得到改善和提高。如果对疾病防控的技术能够再提高一些，这个数字还有上升的余地。摆在读者面前的这套《医药科普丛书》，就是基于这种初衷而完成的，希望读者能够喜欢它、呵护它、帮助它，让它能为大家的健康给力！

新书出版之际，写上这些或许不着边际的话，权以为序。

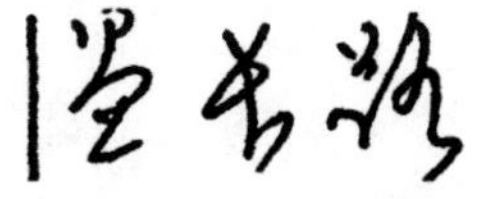

2013 年春　于北京

目录

颈椎篇

颈　痛　篇

运动锻炼篇

治 疗 篇

颈 椎 篇

1 颈椎的构成有哪几部分

颈椎就是颈部脊椎(图 1)。颈部脊椎由 7 个颈椎、6 个椎间盘(除第一颈椎和第二颈椎外,其他颈椎之间都夹有一个椎间盘,加上

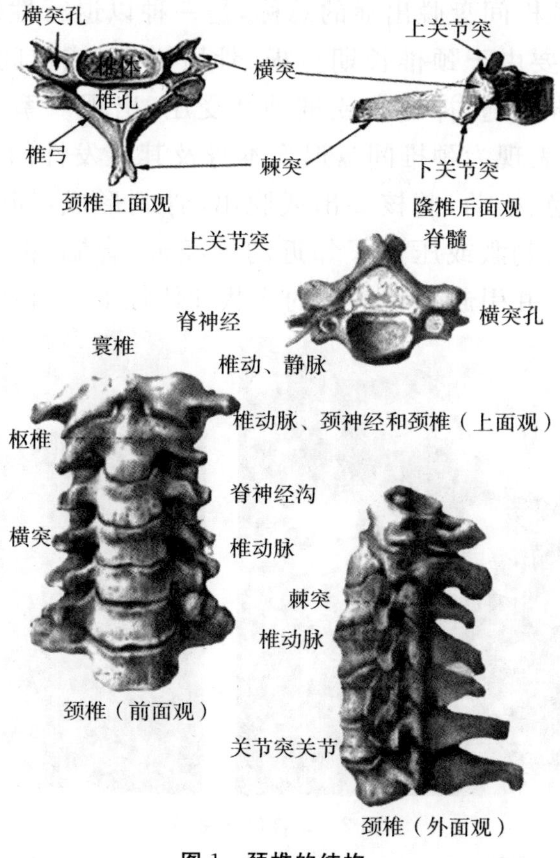

图 1 颈椎的结构

第七颈椎和第一胸椎之间的椎间盘,颈椎共有 6 个椎间盘)和所属韧带构成。上连颅骨,下接第一胸椎,周围为颈部肌肉、血管、神经和皮肤等组织包绕,就是我们俗称的“脖子”、“脖颈”或“脖梗儿”。从侧方观察,颈椎排列呈前凸弧形。它为了支持头颅的重力,有坚强的支持力;同时,为了适应视觉、听觉和嗅觉的刺激反应,需要有较大而敏锐的可动性。虽然颈椎在椎骨中体积最小,但它的活动度最大,活动频率最高,而且解剖结构、生理功能复杂,所以容易引起劳损和外伤,导致颈椎病。颈椎的下部是脊柱活动度较大的部位,也是脊柱中最早出现退行性改变征象的部位。

2 什么是颈椎病

颈椎病又称颈椎综合征,是颈椎骨关节炎、增生性颈椎炎、颈神经根综合征、颈椎间盘脱出症的总称,是一种以退行性病理改变为基础的疾患。主要由于颈椎长期劳损、骨质增生,或椎间盘脱出、韧带增厚,致使颈椎脊髓、神经根或椎动脉受压,出现一系列功能障碍的临床综合征。表现为颈椎间盘退变本身及其继发性的一系列病理改变,如椎节失稳、松动,髓核突出或脱出,骨刺形成,韧带肥厚和继发的椎管狭窄等,刺激或压迫了邻近的神经根、脊髓、椎动脉及颈部交感神经等组织,并引起各种各样的症状和体征的综合征。(图 2)

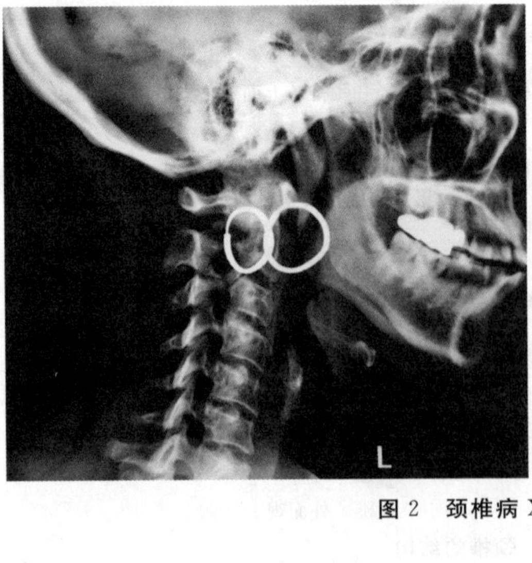

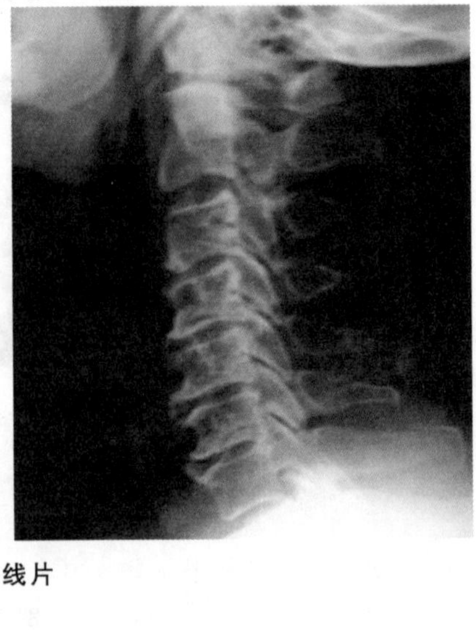

图 2　颈椎病 X 线片

3 颈椎病的发病原因有哪些

颈椎病发生的主要原因是颈椎的退行性变，尤其是椎节的退变更为直接，并是其后一系列病变的起因。主要包括：

(1)椎间盘变性：椎间盘的退行性变是颈椎病发生与发展的主要因素。椎间盘变性可导致其形态和功能的改变，最终影响或破坏颈椎骨性结构的内在平衡，使其曲度、高度等发生改变，并使其周围的力学平衡发生改变。

(2)韧带—椎间盘间隙的出现与血肿形成：由于椎间盘变性，可以引起髓核变性、硬化，使椎间关节松动和活动异常，加剧韧带—椎间盘间隙的形成。椎间隙韧带下分离后形成间隙，同时伴有局部微血管的撕裂与出血而形成韧带—椎间盘间隙血肿。此血肿既可直接刺激分布于后纵韧带上的窦椎神经末梢而引起颈部或远隔部位的各种症状，又升高了韧带下间隙内压力，如颈椎再处于异常活动和不良体位，则局部的压力更大，并构成恶性循环。

(3)椎体边缘骨刺形成：随着韧带下间隙的血肿形成，成纤维细胞即开始活跃，并逐渐长入血肿内，渐而以肉芽组织取代血肿。随着血肿的机化、老化和钙盐沉积，最后形成突向椎管或突向椎体前缘的骨赘(骨刺)。骨赘的形成可见于任何椎节，但以遭受外力作用较大的颈$_{5\sim6}$、颈$_{4\sim5}$和颈$_{6\sim7}$最为多见。

此骨赘可因局部反复外伤，周围韧带持续性牵拉和其他因素，通过出血、机化、骨化或钙化而不断增大，质地变硬。因此晚期病例，尤以多次外伤者，可如象牙般坚硬，从而增加手术的难度和危险性。从同一椎节来看，钩突处先发居多，次为椎体后缘及前缘。

(4)颈椎病的退变并不局限于椎间盘以及相邻的椎体边缘和钩椎关节，前纵韧带、后纵韧带和项韧带钙化，黄韧带肥厚及钙化，附件小关节的退变亦属于原因之一。

前纵韧带、后纵韧带和项韧带的退行性变主要表现为韧带本身的纤维增生与硬化，后期则形成钙化和骨化，并与病变椎节相一致。由于韧带钙化或骨化后可直接起到局部制动作用，从而增加了颈椎的稳定性，减缓了颈椎病更进一步的发展与恶化，但也对颈椎运动起到制动作用。

黄韧带退变的早期表现为韧带松弛，渐而增生、肥厚，并向椎管内突入。后期则可能出现钙化或骨化。此种继发性病变虽不同于发育性颈椎管狭窄，但当颈部仰伸时，同样易诱发或加重颈椎病的症状。此主要因该韧带发生皱褶并突向椎管，致使脊神经根或脊髓受刺激或压迫之故。

小关节的退变多发生在椎间盘变性后造成椎间关节失稳和异常活动后。早期为软骨，渐而波及软骨下，最终形成损伤性关节炎。

4 颈椎病好发于哪些人群

颈椎病本是多见于40岁以上中老年人的骨科疾病，但在临床工作中，我们发现颈椎病可发于任何年龄，其表现常为头颈、肩臂、肩胛上背及胸前区疼痛，手臂麻木、肌肉萎缩，甚至四肢瘫痪。那么，哪些人容易罹患颈椎病呢?

(1)从年龄上讲:伴随着年龄的增长，颈椎过多的慢性劳损会引起椎间盘变性、弹性减弱，椎体边缘骨刺形成，小关节紊乱，韧带增厚，钙化等一系列慢性病理改变，所以中老年人属颈椎病的高发人群。

(2)从职业上讲:长期低头伏案工作或头颈常向某一方向转动者也是颈椎病的高发人群。这些职业包括:办公室文案人员、打字员、计算机操作人员、会计、刺绣女工、手术室护士、交通警察、教师、银行职员、司机、长期观看显微镜者、油漆工、电工、刻字工、汽车或机械修理工等。虽然这些职业的工作强度并非很大，但因工作姿势长期不当或长期低头，造成颈后肌群、韧带等组织劳损(低头时，椎间盘承受的内压较大)，或头颈常偏于一侧引起局部劳损，长期下去，会发展成骨与关节的损伤，最终导致颈椎病的发生。

(3)从睡眠姿势上讲:喜欢卧高枕及有反复落枕病史者易患颈椎病。此外，躺着看书、看电视等日常生活中不良姿势过多的人，易发生颈椎病。在高枕睡眠或不良姿势状态下，长时间的不良体位使椎间盘内部受力不均,影响含水作用。颈部肌肉和关节亦因此平衡失调,加速退变。因此,我们不能太相信日常生活中我们所说的“高枕无忧”。

(4)从生活习惯上讲:长时间低头玩麻将、打扑克、看电视,尤其是躺在床上高枕而卧都是不良习惯。以上习惯的共同特征是颈椎长时间处于屈曲状态,颈后部肌肉及韧带组织超负荷,容易引起劳损。

(5)从颈椎骨质上讲:有颈椎先天性畸形者,如先天性椎管狭窄、先天性椎体融合、颈肋和第7颈椎横突肥大等,易患颈椎病。

另外,颈椎不稳和慢性感染炎症,比如慢性咽炎等可直接刺激临近的肌肉和韧带,致使韧带松弛、肌张力减低、椎节内外平衡失调,破坏了其稳定性,加速和促进退变的发生和发展,也可诱发颈椎病。

(6)从锻炼习惯上讲:正常的体育锻炼有助于健康,但超过颈部耐量的活动或运动,即不适当的体育锻炼,如以头颈部为负重支撑点的人体倒立或翻筋斗等,均可加重颈椎的负荷,尤其在缺乏正确指导的情况下。

(7)从外伤史上讲:有头颈部外伤史的患者易患颈椎病。

5 颈椎病分哪些类型

根据颈椎病的各种症状,临床可以分为以下几种类型:

(1)颈型颈椎病:颈型颈椎病是指由颈椎间盘退行性改变引起颈椎局部或反射性地引起头、颈、肩疼痛者,被称为颈型颈椎病。

(2)神经根型颈椎病:由于颈椎间盘退行性变、颈椎钩椎关节或关节突关节增生、肥大的骨刺向侧方突出,刺激或压迫相应水平的神经根,并出现一系列相应节段的神经根刺激或功能障碍的临床表现,其临床症状以颈肩背部疼痛,上肢及手指的放射性疼痛、麻木、无力为主,被称为神经根型颈椎病。

(3)椎动脉型颈椎病:因各种机械性与动力性因素致使椎动脉遭受刺激或压迫,从而引起其供血不足所产生的一系列症状,被称为椎动脉型颈椎病。

(4)交感神经型颈椎病：由于椎间盘退变和节段性不稳定等因素，从而对颈椎周围的交感神经末梢造成刺激，产生交感神经功能紊乱所产生的一系列症状，被称为交感神经型颈椎病。

(5)脊髓型颈椎病：由于颈椎椎体退化及相邻软组织（如椎间盘突出、椎体后缘骨刺、后纵韧带骨化、黄韧带肥厚或钙化、椎管狭窄等）的退变造成了对脊髓的直接压迫，导致脊髓受压或脊髓缺血，继而出现脊髓的功能障碍，被称为脊髓型颈椎病。

(6)食管压迫型颈椎病：椎体前缘出现骨刺，向前突出压迫食管，引起病人吞咽困难的临床症状，或者刺激或压迫膈神经出现呼吸困难，或者刺激或压迫喉返神经引起声音嘶哑等，被称为食管型颈椎病。

(7)混合型颈椎病：有两种或者两种以上的颈椎病同时存在时称混合型颈椎病。症状、体征等视原发各型的组合不同而有明显差别，本型患者舌苔、脉象不一。

6　各型颈椎病的表现如何

(1)颈型颈椎病：所谓颈型颈椎病，顾名思义就是指以颈部症状为主，一般没有肢体麻木、步行障碍等症状。颈部症状可轻可重，轻的仅仅是一般的不适，重者除了颈部疼痛外，活动也可受限。

颈型颈椎病临床上极为常见，是最早期的颈椎病，也是其他各型颈椎病共同的早期表现。以颈部症状为主，故又称局部型。由于症状较轻，往往重视不够，以致反复发作而使病加重，不少反复落枕的患者多属此型。

患者以青壮年为多。个别也可在45岁以后才首次发病，此种情况大多见于椎管矢状径较宽者。患者以颈部酸、痛、胀及不适感为主，患者常诉说头颈不知放在何种位置为好。症状常于晨起、劳累、姿势不正及寒冷刺激后突然加剧。早期可有头颈、肩背部疼痛，有时疼痛剧烈。不敢触碰颈肩部，触压则痛，约有半数患者头颈部活动受限或被迫处于某种体位，不敢转动或歪向一侧，转动时往往和躯干一同转动。颈项部肌肉可有痉挛，用手按捏颈项部时，棘突间及棘突旁可有明显的压痛。急性期过后常常感到颈肩部和上背部酸痛。患者常自诉颈部易疲劳。不能持久看书、看电视等；有时可感头痛，后枕部疼痛，或晨起后脖子“发紧”、“发僵”，活动不灵或活动时颈部出现响声，个别患者上肢也可有短暂的感觉异常。一般患者躺下后症状减轻，站位或坐位加重。做向上牵颈试验，颈部症状立即减轻或消失。

颈部自然伸直时，生理曲度减弱或消失，有的人颈部偏歪，活动正常或轻度受限，颈部肌肉痉挛，散在压痛点。

颈部触诊检查患节棘突间及两侧可有压痛，但多较轻，多无放射痛。另外，压头试验和臂丛神经牵拉试验阴性，四肢检查多无异常发现。

诊断标准：

1)颈部、肩部及枕部疼痛，头颈部活动因疼痛而受限制。

2)检查可发现患侧肌紧张，一侧或双侧有压痛点，头颅活动受限。

3)X线片：X线检查除颈椎生理曲度变直或消失外，正位片可见相邻钩椎关节间隙不等宽，两侧应力位片上约有1/3病例椎间隙松动。少数病例可看到椎体边缘增生和项韧带钙化等表现，但也有的患者X线片上没有改变或仅有颈椎生理曲线的改变。

4)CT及磁共振检查：可发现病变阶段椎间盘侧方突出或后方骨质增生并借以判断椎管矢状径。磁共振检查也可发现椎体后方对硬膜囊有无压迫，若合并有脊髓损害者，尚可看到脊髓信号的改变。

(2)神经根型颈椎病：神经根型颈椎病是颈椎综合征中最常见的一型，发病率仅居于颈型之后。主要表现为与脊神经根分布区相一致的感觉、运动及反射障碍。其疼痛多发生在颈肩、颈项、肩背及头部、上肢和手部。以钝痛、酸痛、灼痛为主。有时有隐隐作痛，或触电样窜痛。头颈部的活动，或某种姿势或体位的改变，往往能加重或缓解疼痛，并可引起突然的窜痛。患者颈部因疼痛活动明显受限，颈肩部肌紧张，部分患者颈肩部肿胀。

神经根型颈椎病患者麻木部位往往和疼痛部位相同，二者常相伴随，但麻木多出现在手指和前臂。麻木的程度不同，有的仅有指尖发胀、麻木，严重的手、前臂、上臂、肩背部和头颈部都可出现麻木感，麻木的同时患者亦往往感到肢体酸困不适。伴有自主神经和血管功能不全者，可出现手及上肢发凉发热、皮肤潮湿、发绀或肿胀等。

1)颈部症状：颈部痛、椎旁肌肉压痛及颈部立正式体位，颈椎棘突或棘突间的直接压痛或叩痛多为阳性，且这些表现尤以急性期为明显。颈部症状视引起根性受压的原因不同而轻重不一。因髓核突出所致者，多伴有明显的颈部痛、压痛，尤以急性期为显。而因钩椎关节退变及骨质增生所致者则较轻微或无特殊发现。

2)根性痛：其范围与受累椎节的脊神经根分布区域相一致。与根性痛相伴随的是该神经根分布区的其他感觉障碍，其中以手指麻木、指尖感觉过敏及皮肤感觉减退等为多见。

3)根性肌力障碍：其受累范围也仅局限于该脊神经根所支配的肌组。在手部以大、小鱼际肌及骨间肌为明显。

4)腱反射改变：即受累脊神经根所参与的反射弧出现异常。早期呈现活跃，而中后期则减退或消失，检查时应与对侧相比较。单纯根性受累不应有病理反射，如伴有病理反射，则表示脊髓同时受累。

5)特殊试验：凡增加脊神经张力的牵拉性试验大多阳性，尤以急性期及后根受压为主者。如压颈试验或臂丛神经牵拉试验阳性。颈椎挤压试验阳性者多见于髓核突出、髓核脱出及椎节不稳等病例。

6)X线片：可发现病变椎间隙狭窄或增生，颈椎曲度改变。伸屈位片可见病变节段出现椎间不稳，斜位片可见骨刺造成椎间孔狭小。

核磁共振：对脊髓和椎间盘可清楚显示，可以显示退变椎间盘或增生的骨刺对神经根的挤压。

诊断标准：根据典型的症状、体征及影像学检查，一般即可做出初步诊断。但由于诊断和治疗特别是手术治疗的需要，要求做出定位诊断。

①颈$_3$神经根：疼痛剧烈、表浅，由颈部向耳郭、眼及颞部放射，患侧头部、耳及下颌可有烧灼、麻木感。体检有时可发现颈后、耳周及下颌部感觉障碍。无明显肌力减退。

②颈$_4$神经根：常见，以疼痛症状为主，疼痛由颈后向肩胛区及胸前区放射，颈椎后伸可使疼痛加剧。体检时可见上提肩胛力量减弱。

③颈$_5$神经根：感觉障碍区位于肩部及上臂外侧，相当于肩贞穴所在位置。主诉多为肩部疼痛、麻木，上肢上举困难，难以完成穿衣、吃饭、梳头等动作。体检时可发现三角肌肌力减退，其他肌肉如冈下肌、冈上肌及部分屈肘肌也可受累，但体检时很难发现。肱二头肌反射也可减弱。

④颈$_6$神经根：常见，仅次于颈$_7$神经根受累。疼痛沿肱二头肌放射至前臂外侧、手背侧（拇指与食指之间）及指尖。早期即可出现肱二头肌肌力减退及肱二头肌反射减弱，其他肌肉如冈上肌、冈下肌、前锯肌、旋后肌、拇伸肌及桡侧腕伸肌等也可受累。感觉障碍区位于前臂外侧及手背“虎口区”。

⑤颈$_7$神经根：最为常见。患者主诉疼痛由颈部沿肩后、肱三头肌放射至前臂后外侧及中指，肱三头肌肌力在早期即可减弱，但常不被在意，偶尔在用力伸肘时方可察觉。有时胸大肌受累并发生萎缩，其他可能受累的肌肉有旋前圆肌、腕伸肌、指伸肌及背阔肌等。感觉障碍区位于中指末节。

⑥颈$_8$神经根：感觉障碍主要发生于环指及小指尺侧，患者主诉该区麻木感，但很少超过腕部。疼痛症状常不明显，体检时可发现手内在肌肌力减退。

(3)椎动脉型颈椎病：眩晕是椎动脉型颈椎病患者的常见症状。患者改变头颈部体位，如颈部做伸展或旋转动作时可出现或加重眩晕症状。头痛和眩晕可同时出现。

枕大神经病变是引起头痛的主要原因。椎动脉分支枕动脉，支配枕大神经，临床上可见椎动脉痉挛引起枕大神经缺血，可出现枕大神经支配区头痛，疼痛性质为间歇性跳痛，从一侧后颈部向枕部及半侧头部放射，可伴有灼热感，少数患者患部呈现痛觉过敏，触及患部头皮时，疼痛难忍，甚至触动头发即感剧痛。部分患者伴视觉障碍，轻型患者视物不清或有复视症状，少数重患者可出现视力减退或视野缺损。这是由于颈椎病变引起椎一基底动脉痉挛，继发大脑枕叶视觉中枢缺血性损伤所致。还有的患者是转动颈部时突感下肢无力跌倒在地，即是常说的猝倒，这是本型颈椎病所特有的症状，发病时患者意识清晰，在短时间内患者能自己起来行走。

1)年龄：好发于40～60岁的中老年人。

2)症状：

①反射性脑血管痉挛：表现为头痛、头晕等。

②脑部缺血：头转动至某一方位时，即感到眩晕、恶心、呕吐、耳鸣、耳聋、视物不清等症状，甚至昏倒在地。当头处于另一方位时，眩晕、耳鸣等症状很快好转。

③脊髓束症状：肢体突感麻木、感觉异常，持物无力，或猝倒，但并不伴随意识障碍，起来后立即可再行走。

④其他症状：有声音嘶哑、纳差、咽反射消失、吞咽困难等。脑动眼神经症状，如部分眼肌瘫痪、复视、视物不清、视野丧失和霍纳征(瞳孔缩小、眼睑下垂和眼球下陷)。椎动脉如果发生血栓形成时，尚可出现交叉性肢体瘫痪或四肢瘫痪。

3)体征：发病时患者颈部活动常受限，做颈部旋转或后伸活动可引起眩晕、恶心或心慌等症状，部分患者在患侧锁骨上听诊检查可听到椎动脉扭曲、血流受阻引起的杂音。后颈部拇指触诊常查到患椎向一侧呈旋转移位，棘突及移位的关节突关节部位压痛明显。

4)X线片：可有钩椎关节增生、椎间孔狭小(斜位片)或椎节不稳(梯形变)，及椎骨畸形等异常表现。

5)椎动脉造影：对椎动脉型颈椎病可做椎动脉造影，观察椎动脉是否有压迫性扭曲、变细或梗阻现象。(图3)

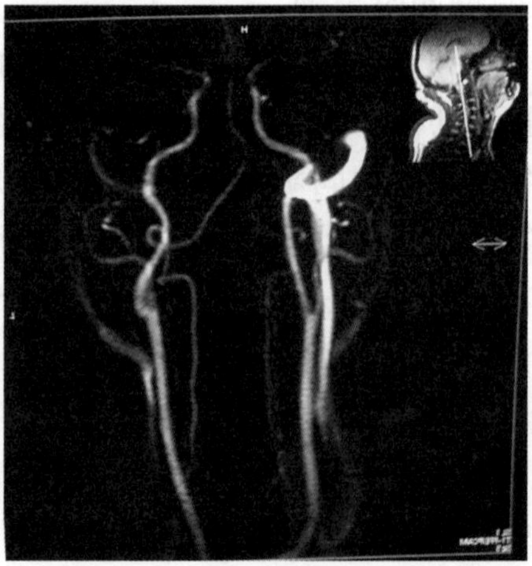

图3　椎动脉造影

6)超声波检查(TCD):TCD检查对椎动脉缺血型颈椎病患者的辅助诊断、疗效估价、预后判断及检查术后有无动脉痉挛等具有一定参考价值。

(4)交感神经型颈椎病:交感神经型颈椎病,多见的是交感神经兴奋症状,少数出现抑郁症状。

1)常见症状有:

①头部症状:如头晕或眩晕、头痛或偏头痛、头沉、枕部痛、睡眠欠佳、记忆力减退、注意力不易集中等。偶有因头晕而跌倒者。

②眼耳鼻喉部症状:眼胀、干涩或多泪,视力变化,视物不清,眼前好像有雾等;耳鸣、耳堵、听力下降;鼻塞、过敏性鼻炎,咽部异物感、口干、声带疲劳及味觉改变等。

③胃肠道症状:恶心甚至呕吐、腹胀、腹泻、消化不良、嗳气以及咽部异物感等。

④心血管症状:心悸、胸闷、心率变化、心律失常、血压变化等。

⑤面部或某一肢体多汗、无汗、畏寒或发热,有时感觉疼痛、麻木但是又不按神经节段或走行分布。以上症状往往与颈部活动有明显关系,坐位或站立时加重,卧位时减轻或消失。颈部活动多、长时间低头、在电脑前工作时间过长或劳累时明显,休息后好转。

2)临床检查:

①颈部活动多正常,颈椎棘突间或椎旁小关节周围的软组织压痛。有时还可伴有心率、心律、血压等的变化。

②X线、CT、磁共振等检查结果与神经根型颈椎病相似。

(5)脊髓型颈椎病:该症发病缓慢,可持续数年乃至数十年,或因颈部挫伤而诱发急性发作。其主要特征为缓慢的进行性的双下肢麻木、发冷、疼痛和乏力,步态不稳、易跌跤。病发初期,常呈间歇性症状,每当走路过多或劳累后出现。随着病程的发展,症状逐渐加重并转为持续性。上述症状多为双侧下肢,单侧脊髓受压者少见,个别病例可同时出现尿急或排便无力。

1)根据颈髓受损的部位、程度及临床表现可将脊髓型颈椎病分为中央型、锥体束型、横贯型3种类型。

①中央型:又称"上肢型",为脊髓的前角和后角细胞受损而引起

的一系列症状，以前角运动细胞受损者多见。也由于动脉受压或遭受刺激所致，一侧受压表现为一侧症状，双侧受压表现为双侧症状，患者感觉上肢麻木，乏力，手指伸屈活动不能自如。有的患者手部骨间肌及鱼际肌萎缩，受累肌肉的肌张力及腱反射可减弱或消失。

②锥体束型：由于中央型颈椎病病变加重，使脊髓的锥体束受到压迫和损伤。其主要症状为缓慢的进行性的双下肢麻木、发冷、疼痛和乏力，走路飘飘然，像踩在棉花上，步态不稳，易跌跤。发病初期，常呈间歇性症状，每天走路过多或劳累后出现。随着病程的发展，病症可逐渐加重并转为持续性。上述病状多为双侧下肢，单侧较少见。

③横贯型：锥体束病变继续向周围扩展，位于颈椎前，侧部的脊髓丘脑束受损。患者表现为胸部以下感觉麻木，严重者可出现大小便功能障碍。

2）诊断标准：

①自觉颈部无不适，但手动作笨拙，细小动作失灵，协调性差，胸部可有束带感。

②步态不稳，易跌倒，不能跨越障碍物。

③上下肢肌腱反射亢进，张力增高，霍夫曼征（Hoffmann 征）阳性，可出现踝阵挛和髌阵挛，重症时巴宾斯基征（Babinski 征）可能呈阳性。早期感觉障碍较轻，重症时可出现不规则痛觉减退。感觉丧失或减退区呈片状或条状。

④X 线多显示椎管矢状径狭窄、骨质增生（骨刺形成）、椎节不稳及梯形变等异常。

⑤磁共振检查示脊髓受压呈波浪样压迹，严重者脊髓可变细，或呈念珠状。磁共振还可显示椎间盘突出，受压节段脊髓可有信号改变。（图 4）

⑥脊髓型颈椎病由于颈髓受压，功能受损，致感觉功能障碍。影像学的发展，磁共振、CT 对颈椎病的诊断有很大的价值，但不能对颈髓的功能状态做出评价，临床发现有些患者影像显示明显受压，而临床症状、体征却很少，为诊断带来困难。神经电生理检查可以弥补其不足。

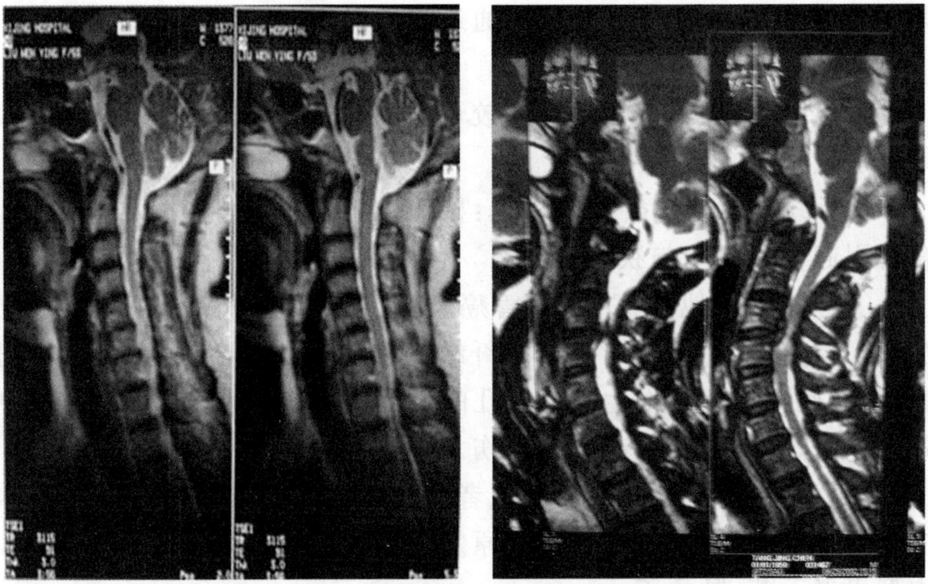

图 4　脊髓型颈椎病磁共振改变

(6)食管压迫型颈椎病：食管压迫型颈椎病是以咽喉干涩、咽喉部疼痛、明显异物、吞咽困难、音哑等咽喉、食管压迫症状为主。

1)吞咽障碍：早期主要是吞服硬质食物时有困难感及食后胸骨后的异常感觉(烧灼、刺痛等)，进而影响饮食与流质进食。按其吞咽障碍程度不同分为：

①轻度：为早期症状，表现为仰颈时吞咽困难，屈颈时消失。

②中度：指可吞服软食或流质者，较多见。

③重度：仅可进水、汤者，少见。

2)其他颈椎病症状：单纯此型者少见，约 80%病例尚伴有脊髓或椎动脉受压症状。因此应对其进行全面检查以发现其他症状。

3)X 线平片及食管钡餐检查：于 X 线平片上显示椎体前缘骨质增生，典型者呈鸟嘴状。X 线侧位片出现颈椎生理曲度变直、反张、前曲度加大、椎体移位、椎体前缘增生。其好发部位以颈$_{5\sim6}$最多，次为颈$_{6\sim7}$及颈$_{4\sim5}$椎节。约半数病例其食管受压范围可达 2 个椎间隙。钡餐吞服透视下(或摄片)可清晰地显示食管狭窄的部位和程度。食管的狭窄程度除与骨赘的大小成反比外，且与颈椎的体位有关。当屈颈时食管处于松弛状态，钡剂容易通过，但仰颈时，由于食管处于紧张与被拉长状态，以致使钡剂通过障碍加剧。

4)诊断标准：

①吞咽困难：早期惧怕吞咽较干燥的食物。颈前屈时症状较轻，仰伸加重。

②X线平片及食管钡餐检查：显示椎节前方有骨赘形成，并压迫食管引起食管痉挛与狭窄征。

③应除外其他疾病：如食管癌、贲门痉挛、胃十二指肠溃疡、癔症、食管憩室等。必要时可采用纤维食管镜检查，但应注意在有骨刺情况下，此种检查有发生食管穿孔的危险；在纤维食管镜插入过程中颈部不宜过伸，以防引起脊髓损伤。

(7)混合型颈椎病：有两种或者两种以上的颈椎病同时存在时称混合型颈椎病。症状、体征等视原发各型的组合不同而有明显差别，本型患者舌苔、脉象不一。

7 颈椎病如何预防

(1)深秋、冬及早春季节注意保暖御寒。

(2)避免居处潮湿。

(3)夜间睡眠避免受凉。

(4)夏日勿贪凉，尤其注意勿大汗后立即冲冷水。

(5)长期固定体位工作的人员，应注意活动颈、肩、背部。

(6)做到未病先防，既病防变。一旦发病，积极治疗，以免造成更大的痛苦。

(7)颈椎病患者运动的同时，还应该控制自己的生活和工作习惯，特别要注意：

1)睡姿正确：正确的睡姿指不会影响或加重人体心肺负担，不会引起体形尤其是头颈的畸形，能使颈部肌肉放松，有利于休息的睡姿。正确的睡姿一般以仰卧、侧卧为宜。

2)枕头合适：柔软和超过人体肩宽10～20厘米的宽度，压缩后略高于自己的拳头(10～15厘米)的圆枕为合适的枕头。枕头置于脖子后方，用以托住颈曲。

3)坐姿正确:工作和学习的正确坐姿是身体自然放松,躯干胸段前倾约 15°,头再从躯干前倾 15°,腰部轻靠椅背,前臂放于桌上,但肘部不负担身体重量,仅起稳定作用。

8 颈椎病如何调护

运动锻炼:适当的体育运动对本病的预防及恢复有促进作用,但应注意不宜过度。做适合于颈椎综合征的自我保健操。

(1)仰面低头,两脚平行站立,与肩同宽,双手叉腰。上体保持不动,抬头望天,低头看地。抬头时吸气,低头时呼气,呼吸自然缓慢并逐渐加深。上体保持不动。

(2)左顾右盼:预备姿势同(1),上体保持不动,缓慢将头向左侧旋转,然后还原。向右边重复练习,再还原。头部侧向时吸气,还原时呼气,呼吸自然缓慢,与头部动作配合一致并逐渐加深。重复 8~10 次。

(3)回头望月:预备姿势同(1),拇指向前。扭头带动上体向健侧转动,双眼视上后方,恰似回首望明月。重复 8~10 次。

(4)金狮摇头:两脚平行站立,与肩同宽,头部由前经左、后、右做环绕动作,略停片刻后再由前经右、后、左做同样练习。动作缓慢,幅度逐渐加大,重复 8~10 次。

(5)拉弓射箭:健侧腿向前跨一步,呈弓步势,患侧手做持弓势,健侧手做拉弓势,头、颈、腰随拉弓手向健侧转动。反复进行 4~6 次。为防止患者头晕,动作宜缓慢。

9 中医是如何认识颈椎病的

颈椎病是一种常见病,由于颈椎内因、外因的变化,使颈椎及其周围的神经、血管发生病理改变而产生一系列症状。属于祖国医学的痹证范畴,这些症状常常是由于肌体外伤及气血虚弱、感受风寒湿邪所致,而头昏、目眩、耳鸣等症则多与痰浊、肝风、虚损有关。肝肾亏虚、气血不足型颈椎病包括了椎动脉型、根型和脊髓型颈椎病的大部分症状。

目前国内外医学界对颈椎病日趋重视。祖国医学经过了数千年实践，留下了大量的医学著述，其中也包含与颈椎病临床表现有关的理论及治疗经验。但由于历史的原因及理论体系的不同，未见颈椎病的中医专著。不过古人经过大量的实践，细致的观察，详细地记录了和我们今天所述颈椎病的各型病变相似的症状和治疗方法。颈椎病的颈、肩、臂痛等症多包括在祖国医学痹证中，这些症状多因外伤或气血虚衰、感受风寒湿邪所致，而头昏、目眩、耳鸣等症则多与痰浊、肝风、虚损有关。

《医宗金鉴・正骨心法要旨・旋台骨》记载："旋台骨，又名玉柱骨，即头后颈骨三节，一名玉柱骨。"《正体类要・序》记载："肢体损于外，则气血伤于内，营卫有所不贯，脏腑由之不和。"人体一旦遭受损伤，则脉络受损，气机凝滞，营卫离经，且颈椎所在，属于中医督脉循行之处。故中医辨证论治的基础是督脉损伤，瘀血阻滞，经络不通。

10　颈椎病的发病概率高吗

颈椎连接头颅与躯体，承担头颅的重量，而且有良好的活动度，活动范围要比胸椎和腰椎大得多，可以进行前屈后伸，左右侧屈，左右旋转以及上述运动所形成的复合运动。随着年龄的增长，颈椎及其周围软组织退化，耐受力与自我修复能力下降，颈椎关节的活动度会增大，颈椎变得不稳定，使得颈椎过度受累，从而引发颈椎病。所以颈椎病发病率还是很高的。

11　长期伏案工作或长期低头会增加颈椎病发病概率吗

长时间的姿势不当、受力不当，长时间劳累或过度劳累，会造成肌肉、韧带等软组织老化，其力量和弹性均会呈现不同程度的下降，进而导致颈椎不稳定，而颈椎的不稳定又会加重肌肉、韧带等软组织的负荷，使之失去代偿能力，进入一种恶性循环。在这种恶性循环中颈椎病便不知不觉地发生了。

12 颈椎病为什么好发于中老年人

(1)颈椎退行性变:颈椎由椎体和椎弓组成,位于头以下、胸椎以上部位。椎体呈椭圆形柱状体,并与椎弓形成椎孔。所有的椎孔相连可构成椎管,其内含有脊髓及椎动脉。随着年龄增长,颈椎会发生退行性变,便可引起关节结构不稳,继而出现骨质增生、韧带增厚等一系列变化,致使脊髓、椎动脉或神经根受压,最终形成颈椎病。

颈椎病的退变并不局限于椎间盘以及相邻的椎体边缘和钩椎关节,前纵韧带、后纵韧带和项韧带钙化,黄韧带肥厚及钙化、附件小关节的退变亦属于原因之一。

前纵韧带、后纵韧带和项韧带的退行性变主要表现为韧带本身的纤维增生与硬化,后期则形成钙化和骨化,并与病变椎节相一致。由于韧带钙化或骨化后可直接起到局部制动作用,从而增加了颈椎的稳定性,减缓了颈椎病更进一步的发展与恶化,但也对颈椎运动起到制动作用。

黄韧带退变的早期表现为韧带松弛,渐而增生、肥厚,并向椎管内突入。后期则可能出现钙化或骨化。此种继发性病变虽不同于发育性颈椎管狭窄,但当颈部仰伸时,同样易诱发或加重颈椎病的症状。此主要因该韧带发生皱褶并突向椎管,致使脊神经根或脊髓受刺激或压迫之故。

小关节的退变多发生在椎间盘变性后造成椎间关节失稳和异常活动后出现。早期为软骨,渐而波及软骨下,最终形成损伤性关节炎。由于局部的变性、关节间隙狭窄和骨刺形成而致使椎间孔的前后径及上下径变窄,并易刺激和压迫脊神经根,以致影响根部血管的血流及刺激或压迫脊神经膜返回神经支。

(2)外伤因素:青少年时颈部外伤是导致中年后发病的重要因素,如颈椎骨折、颈椎脱位等。颈椎骨质移位碎片,可直接压迫脊髓或血管神经,继而形成颈椎病;颈部外伤可使椎体发生半脱位或脱位,导致椎管变窄,致使脊髓或神经受压而引起一系列临床症状;骨折后出现的骨痂、水肿等病理变化,均会对椎管内的脊髓或神经形成刺激，引起头晕、头痛等症状，最终形成颈椎病。

(3)颈椎间盘退行性变：椎间盘的退行性变是颈椎病发生与发展的主要因素。每个椎间盘由纤维环、髓核和椎体的透明板组成。随着年龄的增长，颈椎间盘会发生一定程度的退行性变，如骨刺形成等，致使脊神经根、椎动脉或脊髓受到压迫、刺激，继而引起一系列症状而形成颈椎病。

椎间盘变性可导致其形态和功能的改变，最终影响或破坏颈椎骨性结构的内在平衡，使其曲度、高度等发生改变，并使其周围的力学平衡发生改变。

韧带—椎间盘间隙的出现与血肿形成：由于椎间盘变性，可以引起髓核变性、硬化，使椎间关节松动和活动异常，加剧韧带—椎间盘间隙的形成。椎间隙韧带下分离后所形成间隙，同时伴有局部微血管的撕裂与出血而形成韧带—椎间盘间隙血肿。此血肿既可直接刺激分布于后纵韧带上的窦椎神经末梢而引起颈部或远隔部位的各种症状，又升高了韧带下间隙内压力，如颈椎再处于异常活动和不良体位，则局部的压力更大，并构成恶性循环。

13 为什么现在的年轻人也会得颈椎病

大量临床治疗实例表明，青少年颈椎病发病明显上升的原因，主要是由于学生学习紧张，长期伏案读书、写字，导致颈肩肌疲劳。另外，伏案时姿势欠妥及每天背着沉重的书包会导致椎间隙炎症水肿，严重的也可造成颈椎间盘膨出。白领族则是因为终日离不开电脑，长时间伏案低头工作，加上姿势不良，重复单调的动作，又缺少体育活动，导致颈椎周围和肩背部软组织慢性劳损。

14 经常落枕和颈椎病有关系吗

落枕是指人在睡觉或外伤后突感颈部肌肉疼痛，尤以头颈部转动时更甚，临床表现为晨起突感颈后部、上背部疼痛不适，以一侧为多，也有两侧俱痛者，或者一侧重，一侧轻。多数患者可以有睡眠位置欠佳的病史，检查时颈部肌肉有触痛。由于疼痛，使颈项活动欠利，不能自由旋转，严重者俯仰也有困难，甚至头部强直于异常位置，使头偏向病侧。落枕起病较急，但因为是单纯的肌肉痉挛，故较易恢复，轻者可3～5天自愈。如果是偶发的落枕，与颈椎病关系不大。但频繁的落枕现象（指一年内出现3～4次甚至更多）则须警惕。如果是反复落枕，就可能是颈椎病引起的，是早期颈椎病的一种表现。

15 颈椎病的发病与枕头有关系吗

枕头是梦乡的伴侣，俗话说“高枕无忧”，其实，并非如此。枕头不适不但可以影响睡眠，而且与颈椎病的发生关系密切，可以说颈椎病的发病与枕头的选择有很大关系。有的人喜欢高枕，而有的人喜欢低枕。正常颈椎有轻度的前凸，叫作颈曲。如果枕头过高，则颈项过度前屈，易致颈椎后方的肌群与项韧带、棘上韧带、棘间韧带、黄韧带劳损，颈椎管内的硬脊膜囊后壁被拉紧，并向前方移位，挤压脊髓，特别是挤压脊髓前中央动脉。突出、脱出的髓核及骨赘，尤其遇到椎管发育性狭窄的患者，就会出现相应的症状与体征。

如果枕头过低，则颈项过度后仰，可使颈椎前凸加大，椎体前方的肌肉、前纵韧带因张力过大而疲劳，形成慢性损伤。而椎管后方的黄韧带屈曲向前突入椎管，这时椎管虽被拉长但容积却变小，脊髓及神经根易因髓核突出、骨赘等各种因素刺激或直接压迫而出现临床症状。

所以过高或过低的枕头都会对颈部的肌肉、韧带、小关节及其关节囊、脊髓、神经根、椎体造成不良影响。长此以往将加速颈椎退行性变。

基于以上原理，不仅颈椎病患者的枕头不宜过高或者过低，即使健康的大众，亦应注意保持颈椎前凸的生理体位，以防引起或加速颈椎的退变。

16 什么高度的枕头才是合适的

颈椎的生理前凸是维持正常状态下椎管内外平衡的基础。颈椎病患者的枕头高低一定要合适。不能过高或过低，应以睡在枕头上不使颈项扭曲为原则，使颈椎保持正常的生理状态，防止引起或加速颈椎的退变。一般枕头的高低，以枕头的直径上下径为宜，枕于头后下的项部为宜。对于颈椎病的不同情况，适当调整枕头的高度。

究竟枕头多高才算是合适呢？理想的枕头高度应该能够使脖子保持处于中立状态，如果习惯于平躺的，当头枕到枕头上以后，枕头的高度以 10 厘米左右为最适合。如果习惯于侧躺，最好测量一下头部到一侧肩膀的长度，再选择相应高度的枕头。较为简便的测量方法是习惯平躺的人枕高一拳，习惯侧睡的人枕高一拳或者一拳半较为合适，这样合乎人的生理需求，可使颈部肌肉放松。

对于颈椎间盘髓核脱出或突出，或椎体后缘骨赘等直接压迫脊髓而有运动功能障碍者，枕头可选择得低一些，以减少椎管前方致压物的压迫。

对黄韧带肥厚、内陷，脊髓后方受压者，枕头可适当高一些，以减轻对脊髓的压迫。

对先天、后天性颈椎椎管狭窄伴有椎体后缘骨质增生、颈椎结核、颈椎肿瘤、强直性脊柱炎早期的患者，其枕头仍以正常高度为宜。

17 枕头的材质及填充物（枕芯）有什么要求吗

一般来讲，较硬些的枕头有益于人体健康，但过硬的枕头使头部与枕头接触面过少，局部压力过大，使人感到不舒服，而且这样很可能造成对局部神经的压迫过大，在第二天早上产生头、颈、背、臂、手等处的麻木或者疼痛等症状；过软的枕头难以保持枕头的高度，因为过于松软对头皮压迫面积大，不利于血液循环，同时也存在透气性能差的问题，不能保证睡眠时充分的呼吸，也可能存在安全隐患。

枕芯常用的有荞麦皮、蒲绒、木棉、稻壳、鸭绒、鸡毛、鹅毛、慢回弹海绵枕芯等。前 7 种充填物均质轻，透气性能好，但蒲绒易结块；木棉、鸭绒价格高一些；稻壳主要产于南方，硬度大，产地广，可随意调整枕头的高低。具体用什么样的枕芯充填物应根据个人习惯、经济条件以及在医生的指导下选用。

18 如何正确地使用枕头

枕头的形状以中间低、两头高的 B 形最好。其优点是：用中间低的部分维持颈椎的生理曲度，两头高的部分可固定、制动头颈部。

使用枕头时，头部最好放在枕头的中央靠上位置，这样一是可以稳定睡眠的姿势，避免夜间频繁转换姿势造成落枕等；二是可以让颈部有一定的承托力，保持身体正常的生理曲线。如果采用的是没有弹性的枕芯材料，可把枕头中间压扁，颈部着枕处垫高，使颈椎既不前屈，也不侧弯，保持适当的后伸位，这样早晨起来才不会颈椎酸痛。

19 药枕对颈椎病有利吗

药枕中的药物作用于头部后侧的穴位，再通过经络的传导，对人体有调和气血、祛病延年的作用。颈椎病患者可以选用的药枕方：

(1)通草 300 克，白芷 100 克，红花 100 克，菊花 200 克，佩兰 100 克，川芎 100 克，桂枝 60 克，厚朴 100 克，石菖蒲 80 克。将这些药混合并加工使之软硬适度，制成药物枕头。

此外，对于颈椎病的不同症状，可相应加减药物。如颈项酸困、不适，可加苍术 60 克，豨莶草 100 克；头晕、鼻塞，可加葛根 60 克，辛夷花 60 克；肢体麻木，可加麻黄 50 克，桑枝 100 克，防风 100 克，羌活 100 克。对颈部生理曲线序列不齐、变直或反屈，轻度骨质增生、软组织紧张引起的症状，可枕于颈部，仰卧，以加强疗效。

(2)防风、羌活、威灵仙、川芎、千年健、葛根、透骨草各 60 克，细辛、白芷各 30 克，川乌、草乌、冰片(另包)各 10 克，粉碎，拌匀，加入填充物做成枕芯，每剂可枕用 6 个月。

(3)白芷、川芎、威灵仙、川乌、草乌、姜黄、红花、葛根各等量，研为粗末，装入布袋中，制成枕芯，每晚做枕用，每月更换1次药物，连续2～3月。

(4)威活通痹枕方。威灵仙、羌活、独活、制川乌、制草乌、葛根、防风、细辛、桂枝、冰片。适用于风寒湿痹型。

(5)乳没通络枕方。乳香、没药、川芎、红花、急性子、玫瑰花、血竭、麝香、冰片、延胡索。适用于气滞血瘀型。

(6)夏菊香枕方。夏枯草、野菊花、丁香、乳香、蚕沙、葛根、苍术、陈皮、决明子、冰片。适用于痰湿阻络型。

(7)花仙枕方。野菊花、白芍花、仙茅、仙灵脾、薄荷、决明子、乌药、杜仲、肉桂、补骨脂、磁石。适用于肝肾不足型。

上述方中，乳香、没药、丁香、麝香、冰片、血竭可研成细末，用丝绸另包成香囊，置于枕芯。

20 颈椎病与睡床有关系吗

颈椎病患者除了要选好、用好枕头之外，还应选好床铺。从颈椎病的预防和治疗角度来看，如果床铺过于柔软，可造成由于人体重量压迫而形成中央低、四边高的状态。这样，不仅增加了腰背部卧侧肌肉的张力，而且也势必导致头颈部的体位相对升高。常年如此，就会导致局部肌肉韧带平衡失调，从而直接影响颈椎本身的生理曲线。因此，选择什么样的床铺与选择枕头一样对颈椎病的预防和治疗是十分有帮助的。

(1)棕绷床:透气性好、柔软、富有弹性，比较适合颈椎病患者的使用。但要注意的是随着使用时间的延长，编织的棕绳逐渐松弛，它的弹性就逐渐减弱，而不适宜颈椎病患者。因此，使用棕绷床间隔3～5年后就应更换棕绳，以增强弹性。

(2)火炕:是我国北方寒冷地区农村常用的床铺。炕加温后，不仅可以抗寒冷，而且可有类似于热疗的效果，有利于对痉挛与疼痛的肌肉、关节起到放松和缓解的作用，并在一定程度上可起到缓解颈椎病症状的作用。

(3)木板床:使用较多，可维持脊柱的平衡状态。若被褥铺垫松软合适，也有利于颈椎病患者，并且较为经济实惠。

(4)气垫床、沙床、水床：是国内外较为新颖的产品，分别采取在床垫内通过气体、沙、水的流动而不断调整患者躯体的负重点的方法，使人体各部符合正常的生物力学要求，保持颈椎、腰椎等的正常生理曲线。但由于价格极其昂贵，目前仅有个别大医院作为治疗床使用。

21 颈椎有骨刺就是颈椎病吗

颈椎骨刺是一种通俗的说法，又称骨赘，应该称为颈椎骨质增生。它是指骨关节边缘上由于长期慢性损伤引起瘢痕组织增生，天长日久可产生钙质沉着变成骨质而形成的。颈椎骨质增生是骨关节的生理性退行性变化，也是人体衰老的必然结果。研究表示，它的形成与不同年龄和职业人的骨关节及椎体承受的压力和解剖生理特点有着密切的关系。

颈椎骨质增生是一种状态，而颈椎病属于疾病。颈椎在长期损伤的情况下，可出现颈椎间盘病变，韧带损伤，小关节紊乱，骨质增生等，从而产生一系列临床表现才能称为颈椎病。颈椎骨质增生可以是颈椎病的一种表现，而颈椎病不仅仅有颈椎骨质增生一种表现，所以说颈椎骨质增生并不能和颈椎病画等号。

长骨刺就像我们的头发要变白，脸上要刻上岁月的年轮一样。骨刺只要不压迫脊髓或神经，就不会产生临床症状。所以颈椎骨刺并不是一种什么可怕的现象，即便发现有骨刺形成，也不等于就可以诊断为颈椎病，这需要通过专科医生的详细检查才能做出诊断。

22 如何判断自己是否得了颈椎病

(1)颈、肩、臂、背等处常常有不明原因的酸胀疼痛等症；或者颈部总觉不适，颈部处于任何位置都有一种不舒服的感觉。

(2)经常头昏、头晕，时有失眠或睡眠质量差等症伴随(严重者会偶有昏厥、长期失眠等现象)。

(3)左右旋转头部，引发眩晕或偏头痛(严重者常常长期伴有“放射性”偏头痛)。

(4)颈部疼痛，同时伴有不明原因的上肢放射性疼痛或麻木；或者指尖麻木甚至手指有放射性疼痛(严重者会出现手中持物不稳等现象)。

(5)颈部疼痛，同时伴有上肢或下肢疼痛，或者肌力减弱现象(严重者会出现肌肉萎缩)。

(6)低头时，突然引发全身麻木或有“过电样”感觉(严重时会突然四肢疼痛麻木难忍，不能动弹)。

(7)身上有束带般感觉(好像身上被布带缠绕一样)；走路时腿部有“踩棉花”般的感觉。

(8)常有心慌、心绞痛现象，但心电图正常(颈心综合征)。

(9)常有神经性胃痛、恶心、干呕等症，但内检查不出异常的“胃病”者(颈胃综合征)。

(10)常常伴有颈痛的吞咽困难(骨质增生等压迫食管引起)，此种情况较为罕见。

这是一些颈椎病最常见的症状，有了这些症状尽早去医院就诊，完善相关检查，由医生进一步诊断并排除其余疾病，并在医生的指导下进行治疗与日常调护。

23 颈椎病需要做哪些体格检查

(1)前屈旋颈试验：令患者颈部前屈，嘱其向左右旋转活动。如颈椎处出现疼痛，表明颈椎小关节有退行性变。

(2)椎间孔挤压试验(压顶试验)：令患者头偏向患侧，检查者左手掌放于患者头顶部，右手握拳轻叩左手背，则出现肢体放射性疼痛或麻木，表示力量向下传递到椎间孔变小，有根性损害；对根性疼痛厉害者，检查者用双手重叠放于头顶向下加压，即可诱发或加剧症状。当患者头部处于中立

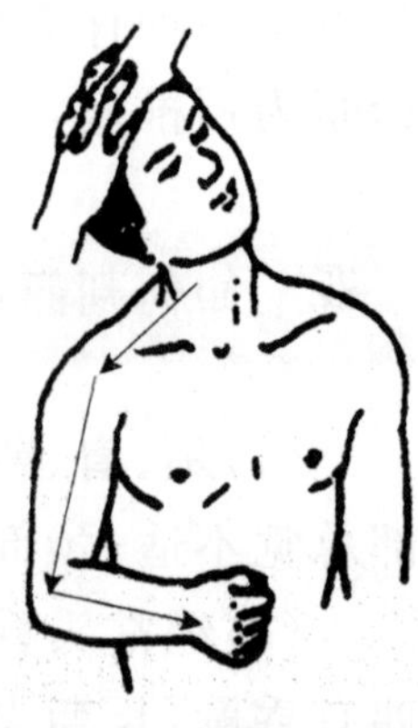

图5　椎间孔挤压试验

位或后伸位时出现加压试验阳性称之为 Jackson 压头试验阳性。(图 5)

(3)椎间孔分离试验:对疑有根性症状者,患者坐位,双手托住头部并向上牵引,如出现上肢疼痛麻木减轻者则为阳性。

(4)臂丛牵拉试验:患者低头,检查者一手扶患者头颈部,另一手握患肢腕部,做相反方向推拉,看患者是否感到放射痛或麻木,这称为 Eaten 试验。如牵拉同时再迫使患肢做内旋动作,则称为 Eaten 加强试验。(图 6)

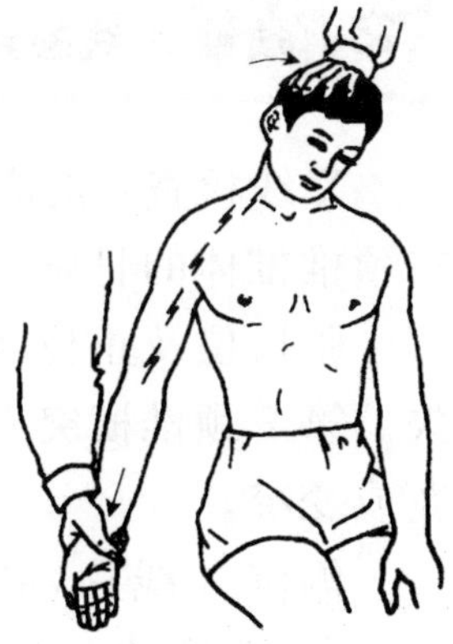
图 6 臂丛牵拉试验

(5)上肢后伸试验:检查者一手置于健侧肩部起固定作用,另一手握于患者腕部,并使其逐渐向后、外呈伸展状,以增加对颈神经根牵拉,若患肢出现放射性疼痛,表明颈神经根或臂丛有受压或损伤。

(6)霍夫曼征检查:一手轻托患者的前臂,另一手中食指夹住其中指,用拇指叩击中指指甲部,若出现阳性即四指屈曲反射,则说明颈部脊髓、神经损伤。

(7)旋颈试验:又称椎动脉扭曲试验,患者坐位,做主动旋转颈部活动,反复几次。若出现呕吐或突然跌倒,即为试验阳性,提示为椎动脉型颈椎病。

(8)感觉障碍检查:对颈椎患者做皮肤感觉检查有助于了解病变的程度。不同部位出现的感觉障碍可确定病变颈椎的节段;疼痛一般在早期出现,出现麻木时已进入中期,感觉完全消失已处在病变的后期。

(9)肌力的检查:颈椎病损伤神经根或脊髓者,肌力均下降,若失去神经支配则肌力可为零。根据各肌肉支配的神经不同可判断神经损伤的部位及节段。

24 颈椎病需要做哪些辅助检查

常见的用于颈椎病的检查有颈椎 X 线、颈椎 CT、颈椎 MRI、肌电图检查等。

25 颈椎X线检查主要观察哪些方面

X线检查：正常40岁以上的男性、45岁以上的女性约有90%存在颈椎椎体的骨刺。故有X线平片的改变，不一定有临床症状。

张口位及正位X线片：观察有无枢环关节脱位、齿状突骨折或缺失。第7颈椎横突有无过长，有无颈肋。钩椎关节及椎间隙有无增宽或变窄。

侧位X线片，主要观察以下内容：

(1)曲度的改变：颈椎发直、生理前突消失或反弯曲。

(2)异常活动度：在颈椎过伸过屈侧位X线片中，可以见到椎间盘的弹性有改变。

(3)骨赘：椎体前后接近椎间盘的部位均可产生骨赘及韧带钙化。

(4)椎间隙变窄：椎间盘可以因为髓核突出，椎间盘含水量减少发生纤维变性而变薄，表现在X线片上为椎间隙变窄。

(5)半脱位及椎间孔变小：椎间盘变性以后，椎体间的稳定性低下，椎体往往发生半脱位，或者称之为滑椎。

(6)项韧带钙化：项韧带钙化是颈椎病的典型病变之一。

斜位：摄脊椎左右斜位片，主要用来观察椎间孔的大小以及钩椎关节骨质增生的情况。

26 颈椎CT检查主要观察哪些方面

颈椎CT检查在颈椎退行性疾病及颈椎损伤等方面有很高的实用价值。高分辨的CT能清楚地显示脊椎的形态、结构、椎间盘病变、韧带钙化及黄韧带肥厚，也能清楚地显示颈神经根及脊髓的形态、结构。

颈椎间盘突出：椎间盘后缘与骨板边缘平行，当椎间盘突出时，椎间盘后缘呈局部突出，由于脱出的髓核的密度比硬脊膜囊和脂肪层的密度高，故在CT上容易判断。椎间盘突出的部位，可以用密度增高的软组织阴影来确定。硬脊膜囊可以同时被各种类型的突出形成压迹并变形。后中央部突出，临床表现为脊髓压迫症状；侧方突出表现为神经根刺激和压迫症状，有时也会出现脊髓压迫症状。其严重程度并不与CT图像表现成正比。

27 颈椎肌电图检查有什么作用

颈椎肌电图检查，颈椎病及颈椎间盘突出症的肌电图是由于不论是颈椎病还是颈椎间盘突出症都可使神经根长期受压而发生变性，从而失去对所支配肌肉的抑制作用。这样，失去神经支配的肌纤维，由于体内少量乙酰胆碱的刺激，可产生自发性收缩。因此，在一侧或两侧上肢肌肉中出现纤维电位，偶尔出现少数束颤位。用力较小收缩时，多相电位正常，不出现巨大电位。用力较大收缩时，呈完全干扰相。运动单位电位的平均时限和平均电位正常。振幅为1～2毫伏。颈椎病因椎间盘广泛变性，引起骨质增生。损害神经根的范围较广，出现失神经支配的肌肉也多些。在病变的晚期和病程较长的患者，在主动自力收缩时，可以出现波数减少和波幅降低。而颈椎间盘突出症往往为单个椎间盘突出，其改变多为一侧上肢，失神经支配的肌肉范围呈明显的节段分布。

28 颈椎病为什么要做磁共振检查

颈椎病是指颈椎间盘退变及其继发椎间关节退变致使其周围重要组织（脊髓、神经根、交感神经及椎动脉）受累，呈现相应的临床症状者。那么，要了解是否为颈椎病及严重程度，主要看是否有椎间盘突出 ，脊髓、神经根是否受压，椎动脉是否存在压迫性狭窄，脊髓是否存在变性或坏死。这些软组织结构，只有在磁共振成像上才能较清楚地辨析。因此，确诊颈椎病往往需要做磁共振检查。

29 颈椎的X线、CT与磁共振检查是重复检查吗

X线、CT与磁共振3种颈椎病的主要辅助检查各有侧重及优缺点，在一定程度上不能相互代替。在检查、确诊颈部疾患时，如果是为了了解组成颈椎的软组织疾病（颈椎病、颈椎间盘突出症、颈椎结核、颈椎间隙感染、颈椎肿瘤、颈段脊髓病变等），则磁共振检查优于其他检查方法。如为了了解颈椎骨性结构病变（颈椎管狭窄、后纵韧带骨化症、颈椎骨折、颈椎先天畸形、颈椎小关节增生），则颈椎CT检查优于其他检查方式。如了解颈椎稳定性情况及生理曲度或是颈椎疾病的普查，则优先考虑颈椎X线片检查。

30 容易引起颈椎病的不良姿势有哪些

（1）卧姿：

常见的错误卧姿：如俯卧睡眠，长时间固定一侧睡眠，侧卧屈颈屈腰睡眠，仰卧扭头睡眠，头靠床头看书等不良姿势，极易发生颈扭伤、错位、颈椎侧弯或慢性劳损。

正确卧姿：仰卧位和（或）左右侧卧位交替睡眠。睡眠时应注意枕头的承托力及高度，以保持颈部正常弧度。枕头应约为10厘米（4寸）高，而枕头要完全承托颈部及部分肩椎，让肌肉处于平衡及松弛状态。

（2）站姿：

常见错误站姿：如懒散地站着或头部倾前及下垂站立，猫腰驼背，这些都令颈背肌肉过分弯曲。

正确站姿：站立时，要抬头挺胸收腹，双眼平视，下颌稍内收，双肩放松，腰部平直，小腿微收，两腿直立，两足距离约与骨盆宽度相同，这样整个骨盆就会向前倾，使全身重力均匀地从脊柱、骨盆传向下肢，再由两下肢传至足。

（3）坐姿：

常见错误坐姿：如长时间固定坐着，耸肩、弓背、弯腰，或耷拉着

头部，这会使颈腰椎过分弯曲，颈背肌肉处于紧张状态，诱发或加重颈椎疾病。

正确坐姿：应该将臀部尽量贴近椅背，收腹，拔颈收颌，挺胸收腹，保持腰背部挺直。应选择高度适中的靠背椅，让颈背保持挺直。从事案头工作时，须坐近桌子，以便能保持挺直，应将桌和椅的高度做适当的调移，前臂应与桌面平衡，避免工作时缩起肩椎；最好选用可转动的座椅，以免经常扭动颈部；如需要长时间接听电话，应不时左右耳两边交替，更不可耸肩侧颈支撑接电话。

31 颈肩部疼痛都是颈椎病吗

并不是所有的颈肩部疼痛都是颈椎病，还有其他的疾病能够引起颈肩部的疼痛。肩周炎便是最常见的一种易于混淆的疾病。肩周炎多为50岁前后发病，尤其多见于男性。鉴别要点如下：肩周炎时肩关节局部因疼痛而使活动受限，肩周组织有压痛、肿胀，咳嗽、打喷嚏不诱发加剧，疼痛多在肩关节，与颈部活动无关，颈神经根无压痛，肩关节局部激素封闭多有效。颈椎病一般不影响肩关节活动，激素封闭无效，X线片可见颈椎生理弧度消失，颈椎不稳。

(1)从体征上看，颈椎病引起的颈肩部疼痛，一般在局部没有压痛点，有颈部疼痛和活动障碍，但肩部功能活动尚好，尤其是能够做肩关节的外展、放置动作。肩周炎往往在肩部有明确的肌腱、关节囊等处的压痛点，肩关节功能运动有明显的受限表现，而颈部活动不受障碍，臂丛牵拉等试验在颈椎病通常为阳性，肩周炎患者则为阴性。

(2)从病史上看，颈椎病起病时通常是以颈枕部的不适为主，可能有颈部外伤和反复落枕史，肩周炎起病一般以肩部疼痛症状为主，病因可为肩部外伤或受凉等原因或病因不明。

(3)从临床症状上看，颈椎病的颈肩部疼痛不适，如果是神经根性的，往往有触电样感觉，呈放射状，同时伴有手指麻木，肢冷等压神经根支配区皮肤感觉的异常改变。肩周炎的疼痛基本上局限于肩部，疼痛呈钝痛或刀割样痛，一般以夜间明显。

(4)从X线片上看，颈椎病患者在颈椎X线片上可有生理曲度的变化，骨质增生及椎间孔变小等征象。肩周炎患者则除了可能有颈椎部老年性退行性变的表现之外，一般无明显改变。应该指出，因为两者均为老年性疾病，故可同时存在。此外，颈椎病或颈椎间盘突出症，由于颈脊神经根受到刺激或压迫，引起肩臂痛和肌肉痉挛，从而产生肩关节活动受限，肩周软组织粘连，也可导致肩周炎。

32 颈椎曲度变直都是颈椎病吗

颈椎生理曲度变直多由姿势不当而造成。颈椎曲度变直又称颈椎生理曲度消失或颈椎生理曲度反弓。

从侧方看，人体在端坐或站立时的颈部似乎是直的，其实包绕于内的颈椎并不是直的，而是在其中段有一向前突出的弧度。在医学上把这一向前的弧形凸起称为颈椎的生理曲度。通过X线片上的颈椎显像：沿此曲度走行，在各个颈椎椎体后缘都有形成的连续、光滑的弧形曲线，医学上称之为颈椎曲度。长时间不正确的坐姿，或是长时间的劳累、颈椎缺少活动、脊柱损伤、脊柱钙化等就会导致颈椎生理曲度变直。颈椎曲度消失是颈椎病的表现之一，但其他疾病也可能引起曲度的消失，所以说颈椎曲度变直并不能和颈椎病画等号。

33 颈椎病的眩晕有什么特点

首先，眩晕是指患者感觉周围物体或自身在旋转、升降和倾斜的运动幻觉。颈椎病的眩晕属颈性眩晕。颈性眩晕并不是一个特定的疾病名称，而是指由于某些病因引起椎动脉供血不足的一类中枢性眩晕，常有以下特征：头晕或眩晕伴随颈部疼痛；头晕或眩晕多出现在颈部活动后；而所谓“某些病因”又以颈椎病最为常见，故在一般情况下，颈性眩晕都被用指颈椎病所致之眩晕。

颈椎病眩晕的产生有两种情况，一是椎动脉受骨刺的机械性压迫，发生狭窄或闭塞，当椎动脉本身有病变的时候，这种压迫更易于发生。二是颈交感神经受刺激，引起椎动脉痉挛。这两种情况的发生都有一个先决条件，就是头颈部必须转到某一位置，让椎动脉受压或让交感神经受刺激。简言之，眩晕发作与头部位置明显相关，称为位置性眩晕。

34 颈性眩晕和其他原因的眩晕有什么区别

(1)颈性眩晕多由椎动脉型颈椎病引起，其特点为：

1)与头颈活动相关的发作性椎一基底动脉供血不足的症状：诸如头痛、头晕、视觉障碍、耳鸣，转颈试验阳性。

2)颈部症状：颈部肌肉痉挛、僵硬疼痛、活动受限、压痛，有时出现上肢麻痛，牵拉试验阳性征。

3)伴有自主神经功能紊乱症状：恶心、呕吐、出汗、胸闷、心悸。

4)严重者可出现发作性猝倒，一般在头后仰、侧屈或旋转时发生。倒地时一般无意识丧失，因体位改变，随着颈部位置的复位而缓解。

5)伴发症状：可同时伴有一系列脑干缺血的症状和体征。

X线表现：常见寰枢、寰齿关节两侧不对称，椎体棘突偏歪，椎体增生，椎间隙变窄，钩椎关节变形，韧带钙化，骨桥形成等。

(2)主要与以下两种疾病鉴别：

1)脑动脉硬化：脑动脉是易发生硬化的三大部位之一，是中老年人的常见病。

颈椎病可合并有脑动脉硬化(尤多见于椎一基底动脉硬化)，二者均可出现头晕、上肢麻木及病理反射等，故甚易误诊。但以下几点可作为诊断依据，并可与椎动脉型颈椎病相鉴别：

①40岁以上，逐步出现大脑皮层功能减退的症状，如头晕、记忆力减退、睡眠障碍等。其症状消长与颈椎活动无明显关系。

②脑动脉硬化往往是全身动脉硬化的组成部分，故可能伴有眼底动脉、主动脉、冠状动脉或肾动脉硬化的征象。

③血压偏高或偏低，其特点是舒张压高，收缩压低，即脉压减小。如40岁以上血压为17.3/13.3千帕或120/9.33千帕，并有头晕时，应首先考虑本病的可能。

④实验室检查，血清总胆固醇量增高，总胆固醇与磷脂的比值增

高，脂蛋白和三酰甘油增高等。但各地区的正常血脂数差异较大。有时动脉硬化而血脂不高，故绝不能仅据血脂的数值而确定是否有动脉硬化。

⑤脑血流图检查，图像有较恒定的缺血性改变，对本病的诊断帮助较大。如颈椎病合并脑动脉硬化，则其表现更为复杂。

2）梅尼埃症：又称发作性眩晕，是因内耳的淋巴代谢失调，淋巴分泌过多或吸收障碍，引起内耳迷路积水，内耳淋巴系统膨胀，压力升高，致使内耳末梢感受器缺氧和变性所致。梅尼埃症多发于中青年，发作时伴有耳鸣、耳聋、恶心、呕吐，故甚易与椎动脉型颈椎病互相误诊。

椎动脉型颈椎病引起的颈性眩晕属中枢性眩晕，主要特点是多伴有一系列脑干缺血的症状和体征，发作时间短，多与转颈有关。

梅尼埃症引起的眩晕属周围性（又称内耳性）眩晕，其特点是眩晕发作有规律性，伴有水平性眼球震颤，缓解后可毫无症状；神经系统检查无异常发现，前庭功能试验不正常。

35 颈椎病会引起头痛吗

会的，颈椎病引起的疼痛医学上称之为“颈源性头痛”。许多中老年人后枕部经常出现疼痛，而且随着年龄的增大，疼痛越来越频繁，经过医生检查之后，大多数诊断为颈椎病。

颈椎病为什么也能引起头痛呢？目前临床认为，颈椎病引起的头痛主要有以下5个原因：

（1）因颈椎病累及颈部肌群，引起颈部肌肉持久痉挛性收缩，导致肌肉的血流循环障碍，可游离出乳酸、5－羟色胺、缓激肽等致病物质而引起头痛。

（2）颈椎病直接刺激、压迫或牵拉头部头痛敏感组织而引起头痛。

（3）病变刺激、压迫或损伤第1、第2、第3对颈神经而引起头痛，尤以枕部为重，也可通过延髓或脊髓三叉神经核的反射作用，而使疼痛放射至头部。

(4)病变可刺激或压迫椎动脉周围的交感神经丛或颈部其他交感神经，使椎一基底动脉系统或颅内外动脉舒缩障碍而产生头痛。

(5)椎动脉型颈椎病患者，因病变直接累及椎动脉，使椎一基底动脉系统供血不足而产生头痛。

36 颈椎病会引发心脑血管疾病吗

在临床上，由颈椎病引发的心绞痛、心律不齐和高血压等类似心血管疾病的一系列症状，分别被称为颈性心绞痛、颈性心律不齐和颈性高血压，统称为颈心综合征，属于颈原性疾病范畴。此类疾患在临床上虽屡见不鲜，但人们对此缺乏认识。尤其当患者的颈部症状不明显，而心血管症状较重时，往往更容易被误诊、误治。

颈心综合征发生的确切原因至今尚不十分清楚。多数学者认为是颈椎及椎旁软组织损伤或颈椎骨刺、骨赘，颈间盘突出或颈椎失稳等退行性变导致颈椎发生了无菌性炎症，进而压迫刺激颈神经根或交感神经链而引发了上述的一系列症状。颈部的交感神经干位于颈椎横突前方，一般有 3～4 对神经节，即颈上、颈中、中间和颈下神经节。其节后纤维分别形成心上、心中和心下神经且分布于心脏。当颈椎病变使位于横突前方的颈交感神经受到刺激兴奋时，可使冠状动脉急剧收缩，出现冠状动脉供血不足，进而导致患者出现心前区疼痛、胸闷、气短、心悸或血压升高等类似冠心病的症状；若上中段颈椎发生病变，则会使颈上、颈中交感神经节受到刺激而兴奋，通过颈上心支和颈中心支引起心动过速或心动过缓；若下段颈椎发生病变，则会使颈下交感神经受到刺激，患者也可出现胸闷、心悸等类似冠心病的症状。

(1)颈心综合征中的心绞痛，常表现为阵发性胸闷、气紧、心前区疼痛、颈部酸胀不适或有压榨感和窒息感。这种疼痛常突然发作，多在患者低头工作过久、突然扭头或甩头后发生。疼痛的部位多在胸骨上段或中段的后面，亦可波及心前区的大部分，疼痛常放射至肩背部及上肢，以左侧多见。但在确诊颈性心绞痛时要与冠心病、心血管神经官能症、肋间神经痛和胃溃疡相区别。

(2)颈心综合征中的心律不齐,多表现为心慌、心跳、胸闷、头痛、头晕、失眠、多梦、颈项酸痛或隐痛、活动不灵活等。查体可见颈部活动受限、颈椎棘突偏移、颈椎伴有压痛。在颈项韧带处可触及条索状物并有滑动感。经心脏听诊虽可闻及心律不齐,但无病理性杂音;经心电图检查,虽有心律失常图形而无器质性改变图形;经血常规、血三脂、血沉、抗"O"以及血清钾、钠、钙各项检查,结果均无异常;经X线检查显示颈椎有退行性变。但此症应与风湿性心脏病、冠心病、甲亢、发热性疾病以及心血管神经官能症相鉴别。

(3)颈心综合征中的高血压,其患病率约占颈椎病患者的6.7%,占高血压人群的15%~21.9%。患者的临床表现除血压升高外,常伴有失眠、健忘、眩晕、耳鸣、头痛、恶心、呕吐、出汗和颈部疼痛等。若上段颈髓受到压迫刺激时,常合并延髓损害,引起延髓的血管运动和其他严重的内脏功能紊乱症状,如心律不齐、血管舒缩障碍或麻痹性血管扩张、呼吸困难、眼球震颤与共济失调、站立不稳,严重时会使患者昏倒。颈性高血压多呈阵发性,常因患者情志波动或颈部过劳而被诱发。查体可见颈部活动受限,颈枕部多有压痛。经X线检查可见寰枢关节错位,或寰椎横突向左、右偏移等颈椎退变征象。与原发性高血压不同的是,此种高血压患者无血管、心、脑和肾等器质性病变,使用降压药物治疗无效。

37　颈椎病为什么会出现下肢的症状

有些颈椎病患者除了颈部不适等症状外,最明显的特征是下肢无力、麻木、发紧、抬步沉重感等,严重的患者甚至会逐渐出现跛行、战抖、步态摇晃、容易跌倒等现象。颈椎病患者一旦存在这种下肢症状,则意味着颈椎病的病理变化累及了脊髓,即患者属于脊髓型颈椎病。而下肢症状则是颈髓周边受压后所特有的症状。脊髓型颈椎病的早期病理改变是可逆的、可恢复的,属于脊髓的功能障碍期。脊髓型颈椎病在出现脊髓损害症状之后,若长期未能获得正确的治疗,则病变可逐渐发展,出现局部的脊髓变性、软化及空洞形成,导致不可逆的损害。

38 脊髓型颈椎病的发病因素有哪些

脊髓型颈椎病的发病原因主要有以下几个方面：

(1)动力性因素：颈椎椎节失稳、松动，后纵韧带膨隆、皱褶，髓核后突和黄韧带肥厚、前凸等突向椎管腔而导致脊髓受压。这些情况可因体位或姿势的改变而减轻、消失(或加重)，因此称为动力性因素。

(2)机械性因素：椎体后缘骨质增生，髓核突出或脱出后形成粘连、机化，由此造成对脊髓的持续性压迫，或当颈椎活动时脊髓在突出部位来回摩擦。这些情况均可使脊髓受压或受刺激而产生症状。是否发生症状与压迫的程度、时间及是否持续有关或与摩擦后是否发生水肿、充血等有关。

(3)血管因素：脊髓的血液供应是保持脊髓完成各种复杂功能的重要基础，一旦某些血管因遭受压迫或刺激而出现痉挛、狭窄，相应支配区缺血，则可能产生瘫痪症状。

(4)先天发育因素：颈椎椎管矢状径先天性发育狭窄也是不容忽视的原因。

一般上述几种因素常相互伴随。以机械因素为主者症状逐渐发生，一般症状较轻；以节段不稳或血管因素为主者病变发展较快，症状较重、较急。下肢症状往往是脊髓型颈椎病的主要症状和早期症状，是由于上述病因对锥体束的直接压迫或局部血液供应减少、中断所致。若治疗不及时或治疗不当，有时可呈进行性加重，甚至可出现呼吸困难、大小便失禁、性功能丧失及痉挛性瘫痪等严重后果。也有一部分脊髓型颈椎病患者可由于锥体束深部受累而首先出现上肢为主的症状，然后随着病程的变化才逐渐波及下肢。

39 脊髓型颈椎病的生理反射异常和病理反射有哪些

脊髓型颈椎病的生理反射异常、病理反射常常出现以下体征：例如，上肢肱二头肌反射、肱三头肌反射、肱桡反射和下肢膝反射、跟腱反射减弱或消失(早期可亢进或活跃);腹壁反射、提臀反射、肛门反射减弱或消失;霍夫曼征及林米特征(即屈颈试验,患者站立,屈颈或伸颈片刻,即出现上肢触电样麻木,并沿躯干向下放射到小腿及足部)阳性。

脊髓型颈椎病除了上述的下肢症状或上肢症状外,还可以因为压迫物所在的位置不同而出现偏侧症状(同侧上、下肢的感觉运动障碍)、交叉症状(一侧上肢和对侧下肢的感觉或运动障碍)、四肢症状(四肢的神经功能障碍)、头部症状(主要表现为头痛、头晕或头皮痛)和骶神经症状(排尿或排便障碍)。临床上根据压迫物位于脊髓的中央,还是偏于一侧,可分为单纯脊髓型和脊髓神经根混合型。

40 脊髓型颈椎病的诊断标准是什么

脊髓型颈椎病的参考诊断标准为:

(1)临床上出现颈脊髓受压的表现,分中央型、周围型和中央血管型。症状从上肢开始,波及全身的为中央型;症状由下肢开始,波及全身的为周围型;上、下肢同时出现症状的为中央血管型,又称四肢型。各型分轻、中、重三度。

(2)X 线片上显示椎管矢状径狭窄、椎体后缘骨质增生、椎节不稳及梯形变,或其他影像学证实存在脊髓压迫。

(3)除外肌萎缩性脊髓侧索硬化症、脊髓肿瘤、脊髓空洞症、脊髓损伤、脊髓结核、颅底凹陷症、继发性粘连性蛛网膜炎、多发性末梢神经炎等。

(4)对个别鉴别诊断有困难者,可做腰椎穿刺脑脊液检查及脊髓造影检查。

(5)可根据病情需要选择 CT 、磁共振及数字减影、椎动脉造影等特殊检查。虽然脊髓型颈椎病发病率较神经根型和椎动脉型颈椎病低,其发病率占各型总数的 10%~15%,但因为其症状严重,且呈慢性进行性发展,所以对人体的危害较大,一旦误诊,会延误治疗时机。无论医生还是患者,对脊髓型颈椎病都应予以高度重视。对于脊髓型颈椎病患者来说,及时、准确地治疗,可以获得满意的效果。

41 颈椎病的常见病因是什么

颈椎病的常见病因可以概括为：

(1)肝肾亏虚、气血不足：久病体弱，肝血不足，肾精亏损，经脉失去濡养，可致肢体筋膜弛缓，手足痿软无力，不能随意运动。肝肾不足，气血亏损，除了可引起肢体不利等症外，还有耳鸣、目眩等症。此外肾虚不能养肝，以致肝阴不足，肝阳上亢也能引起眩晕等症。肝肾亏虚、气血不足型颈椎病包括了椎动脉型、神经根型和脊髓型颈椎病的大部分症状。

(2)痰湿凝阻、经络瘀滞：痰是机体发生病理变比的产物，由人体的津液凝聚变化而成。由于肺、脾、肾功能失调加上寒热燥湿等外邪因素影响了津液的正常输布和运行，停聚在机体某个部位，造成气血、经络运行不畅，这样又导致了人体出现新的功能障碍。痰湿凝阻引起的证候相当广泛，在人体不同部位可引起不同的症状。痰湿上逆头部多见眩晕，阻于四肢者多见四肢麻木疼痛。临床所见由风痰引起的呕吐、头晕、突然跌倒、四肢麻木，由寒痰引起的骨痹刺痛、四肢不举、厥冷等症状，包括了椎动脉型、交感型颈椎病的许多症状。

(3)外伤：是指跌仆、闪挫等对筋、骨、皮肉的损伤。外伤所致的颈肩痛，是指由于闪、挫所致的筋络、筋膜、肌肉等软组织受伤(包括急、慢性损伤)以及关节错位造成的症状，即所谓的骨错缝、筋出槽症状。人体是一个整体，由于颈肩等部位受外力影响而遭受损伤时，也能导致脏腑、经络、气血失调，因而产生一系列症状。临床上可见肩、背、肢体痛等症，此时以疼痛为主。另一方面，人体的脏器都依赖于气血的滋养，如气血阻滞，则脏腑缺乏气血濡养，其功能也受到影响，肝、肾、脾等内脏功能受到影响后反过来会影响筋骨、肌肉和关节功能。这时疾病的症状不仅是外伤后的疼痛症状，还会出现各种虚证。因此伤后应注意到内脏功能。特别是肝肾脾功能受损的因素。

(4)风寒湿痹、经络受阻：由于风、寒、湿三种外邪侵入身体，流注经络，导致气血运行不畅而引起肢体与关节疼痛、酸麻、重着及屈伸不利等。古代医家归纳的这些风寒湿痹所引起的各种症状，其中包括了现代所指的颈椎病症状。特别是痛痹、着痹所致的症状，包括了大部分的神经根型颈椎病和脊髓型颈椎病的症状、体征。风、寒、湿三种病邪中某一种病邪偏盛，则某一方面的症状就表现得突出，如寒邪偏胜则为痛痹，主要表现为肢体、关节疼痛，得热则减，遇寒则甚，关节屈伸不利，施治时应以散寒止痛为主。

42 颈椎病的中医辨证分型有哪些

(1)风寒湿型(颈型)：颈项强痛，活动不利，恶风，畏寒，头重痛如裹，脉浮滑或沉迟，舌淡苔白腻或白滑等。

辨证要点：颈项强痛，恶风，畏寒，头重痛如裹，脉浮滑或沉迟，舌淡苔白腻或白滑。

(2)瘀湿阻络型(脊髓型)：颈部刺痛，痛有定处，夜间或受寒湿时加重，得温则减，舌质紫暗或有瘀斑，舌下络脉迂曲，苔薄白或白滑，脉沉迟或涩。

辨证要点：颈部刺痛，痛有定处，舌质紫暗或有瘀斑，苔薄白或白滑，脉沉迟或涩。

(3)肝肾不足型(椎动脉型)：颈部缓痛，活动无力，情志不畅，腰膝酸软，小便清长，大便稀溏，舌淡苔薄白，脉沉弱无力。

辨证要点：颈部缓痛，活动无力，腰膝酸软，舌淡苔薄白，脉沉弱无力。

(4)气滞血瘀型(神经根型)：颈部刺痛，痛有定处，气机不畅，活动不利，舌质紫暗或有瘀斑，舌下络脉迂曲，苔薄白或白滑，脉沉迟或涩。

辨证要点：颈部刺痛，活动不利，舌质紫暗或有瘀斑，苔薄白或白滑，脉沉迟或涩。

43 颈椎病如何进行中医辨证治疗

(1)辨证施治：

1)风寒湿型(颈型)：

治法：祛风散寒，除湿通络。

方药：羌活胜湿汤加减。羌活 9 克，独活 9 克，藁本 6 克，防风 6 克，甘草 6 克，川芎 6 克，蔓荆子 3 克。

若寒较重者，可加川乌 6 克、桂枝 9 克，以散寒通络止痛；若湿邪偏重、麻木不仁、身重如裹者去防风、蔓荆子，加桑寄生 12 克，秦艽 9 克。

2)瘀湿阻络型(脊髓型)：

治法：祛瘀通络，胜湿止痛。

方药：补阳还五汤合五皮散加减。

赤芍、川芎、当归尾、地龙各 12 克，黄芪 30 克，桃仁、红花、茯苓、陈皮、大腹皮、桑白皮、干姜、甘草各 10 克。

3)肝肾不足型(椎动脉型)：

治法：补益肝肾，通络止痛。

方药：偏阳虚者，右归丸合舒筋汤加减。熟地黄 15 克，怀山药 20 克，山茱萸 15 克，枸杞子 20 克，菟丝子 20 克，鹿角胶 20 克，杜仲 25 克，肉桂 20 克，当归 15 克，熟附片 15 克，白芷 12 克，防风 12 克，香附 15 克，骨碎补 9 克，伸筋草 15 克，桑寄生 15 克，木瓜 9 克，等。

偏阴虚者，左归丸合舒筋汤加减。熟地黄 15 克，枸杞子 20 克，怀山药 20 克，山茱萸 15 克，菟丝子 20 克，鹿胶 20 克，龟板胶 20 克，骨碎补 9 克，白芷 12 克，桑寄生 15 克，防风 12 克，伸筋草 15 克，香附 15 克，川牛膝 20 克，木瓜 9 克，等。

4)气滞血瘀型(神经根型)：

治法：疏肝理气，活血通络。

方药：葛根汤加减。

葛根 30 克，当归 12 克，川芎 12 克，白芍 30 克，桂枝 10 克，黄芪 30 克，防风 12 克，鸡血藤 30 克，伸筋草 20 克，茯苓 15 克，秦艽 12

克，草乌8克，甘草10克。痛重者加虫类药物。

(2)成药及单验方：成药可选用风湿止痛膏(中成药)、麝香壮骨膏(中成药)外贴。肝肾不足者可以用六味地黄丸或芪术腰舒丸等。

44 得了颈椎病如何心理调护

颈椎病患者，往往存有心理障碍，所以对一般颈椎病患者应强调：

(1)消除悲观心理，帮助患者正确认识存在功能障碍的客观事实，正确对待伤残、对待生活前途和命运，鼓励患者增强战胜疾病的信心和决心。

(2)消除急躁情绪：颈椎病的发生为一缓慢过程，因此在治疗上亦需相当的时间，尤其是病程长、病情重者，需一定时间方可显示疗效。过分急躁，不仅影响治疗，而且使患者长期处于不稳定状态，以致常难以坚持，因此，亦应设法克服与改变这种心理状态。

(3)暗示作用：治疗后原有的症状如未获得理想的恢复，这除了与治疗有关的诸因素外，亦与患者的心理作用有关。尤其是各种神经精神症状，肢体瘫痪和语言障碍等，对其适当加以暗示以促进其恢复。

45 颈椎病有哪些治疗方法

颈椎病的治疗方法可分为非手术疗法及手术治疗两类。

目前对于颈椎病的治疗，大多数的医学专家主张非手术治疗，只有少数病例需手术治疗。颈椎病的非手术治疗主要有颈椎牵引、颈部围领制动(限制脖子的活动度、减少对神经和脊髓的刺激)、功能锻炼、手法推拿按摩(注意脊髓型颈椎病患者不适宜)、中西药内服外用(贴膏药、服止痛药)、理疗、封闭疗法以及针灸、针刀治疗。手术治疗则可概括为前路椎间盘切除椎间植骨融合术、椎体次全切除术、后扩大成形术、椎板切除减压术、椎动脉减压术等。

46 颈椎病非手术疗法适应证有哪些

颈椎病非手术疗法适应证主要有：

(1)早期或轻度颈椎间盘突出症。经保守治疗可明显缓解症状而解除病痛。颈椎牵引和颈部围领可考虑为首选治疗方法，同时配合药物治疗。

(2)神经根型颈椎病。颈肩痛伴手指麻木，时好时坏，经颈椎牵引、按摩和理疗等方法治疗，症状改善。

(3)早期交感神经型、椎动脉型和脊髓型颈椎病，经保守治疗症状缓解。

(4)颈椎病伴有精神疾患者，不能配合手术治疗，或术后疗效不能肯定者。

(5)年老体弱，患有心脑血管或肝、肾疾病，不能耐受手术的颈椎病患者。

(6)颈椎病术后恢复期的病例可选用药物、理疗及针灸等保守疗法。

47 颈椎病手术疗法适应证有哪些

颈椎病手术疗法适应证：

(1)颈椎间盘突出经非手术治疗后根性疼痛未得缓解或继续加重，严重影响生活及工作者。

(2)颈椎病有脊髓受累症状，经脊髓碘油造影有部分或完全梗阻者。

(3)颈椎病患者突然发生颈部外伤或无明显外伤而发生急性肢体痉挛性瘫痪者。

(4)颈椎病引起多次颈性眩晕、晕厥或猝倒，经非手术治疗无效者。

(5)颈椎病有明确的交感神经症状，经非手术治疗无效而严重影响工作者。

(6)颈椎病椎体前方骨赘引起食管或喉返神经受压症状者。

48 颈椎病手术疗法的禁忌证有哪些

(1)有严重的心血管疾患或肝肾功能不良者。

(2)年迈体衰者。

(3)有严重的神经官能症者。

(4)有精神病者。

49 各型颈椎病的手术适应证如何

(1)神经根型颈椎病手术适应证:

1)经保守治疗6个月无效者。

2)临床症状及X线、MRI检查神经定位一致,疼痛剧烈,有急性进行性肌萎缩者。

3)保守治疗虽有效,但病情反复发作者。

(2)脊髓型颈椎病的手术适应证:

1)有急性进行性脊髓压迫症状,经MRI证实者,应尽快手术。

2)有轻度脊髓压迫症状,经短期保守治疗无效者。

3)有脊髓受压症状不到2年,进行性加重或突然加重者。

(3)椎动脉型颈椎病的手术适应证:

1)有颈性眩晕、猝倒症状,经保守治疗无效者。

2)经MRI等影像学检查证实为椎动脉型颈椎病的患者。

(4)交感型颈椎病的手术适应证:

1)经硬膜外封闭试验证实交感神经症状有明显减轻者。

2)X线显示颈椎有节段性不稳或椎间盘退行性变者。

3)症状严重,影响患者生活,经保守治疗无效者。

50 颈椎病手术治疗与非手术治疗各有何优势

二者都是颈椎病的治疗方法,并没有绝对的优劣。二者都有其适应证，在其适应证的治疗中各有优势，同时也都有各自的劣势。需依据具体的病情及病情的变化选择不同的治疗方案，不能单独认定其中的一种而排斥另一种治疗方法。

51 颈椎病饮食需要注意什么

（1）颈椎病患者的一般饮食原则为：合理搭配，不可单一偏食。

（2）颈椎病食物一般分两大类：一类是主食，主要是提供热能，如米、面，都属于这类食物；另一种食物，可以调节生理机能，称为副食，如豆类、水果和蔬菜等。主食中所含的营养是不同的，粗细要同时吃，不可单一偏食。粗细、干稀、主副搭配的全面营养可满足人体需要，促进患者的康复和维持正常人体的需要。

（3）颈椎病患者需对症进食：由于颈椎病是椎体增生、骨质退化疏松等引起的，所以颈椎病患者应以富含钙、蛋白质、维生素 B 族、维生素 C 和维生素 E 的饮食为主。其中钙是骨的主要成分，以牛奶、鱼、猪尾骨、黄豆、黑豆等含量为多。蛋白质也是形成韧带、骨骼、肌肉所不可缺少的营养素。维生素 B、维生素 E 则可缓解疼痛，解除疲劳。专家提醒您，如颈椎病属湿热阻滞经络者，应多吃些葛根、苦瓜、丝瓜等清热解肌通络的果菜；如属寒湿阻滞经络者，应多吃些狗肉、羊肉等温经散寒之食物；如属血虚气滞者，应多进食公鸡、鲤鱼、黑豆等食物。总之，对症进食，就能有利于颈椎病患者的康复。

（4）视力模糊、流泪者，宜多食含钙、硒、锌类食物。如豆制品、动物肝脏、蛋、鱼、蘑菇、芦笋、胡萝卜；颈椎病伴高血压者，多吃新鲜蔬菜和水果，如豆芽、海带、木耳、大蒜、芹菜、甘薯、冬瓜、绿豆。

52 颈椎病最好不要吃哪些食物

（1）应戒烟、酒。

（2）不要经常吃生冷和过热的食物。

（3）忌油腻厚味之品。

（4）忌辛辣刺激性食物。

53 为什么有的颈椎病患者会佩戴颈托

在颈椎病患者的治疗中，常使用石膏、支架、颈托等，使颈椎获得一种稳定状态而达到治疗的目的。这就是所谓的颈部固定与制动。一般常用的为颈托。颈托的主要作用是：

(1)固定颈椎于适当的位置，改变不良体位，以保持正常体位。通过支撑作用使颈部肌肉得以休息，缓解肌肉痉挛，减轻局部疼痛。

(2)限制颈部过度活动以保持局部稳定，减少脊髓、神经根、血管及关节面之间的互相刺激、摩擦所产生的创伤性炎症反应，并促进其消散和吸收。

(3)缓解与改善椎间隙的压力状态，减少颈椎间盘的劳损、退变，有助于尽快康复，并可避免可能的外伤。

(4)纠正颈椎内外平衡失调，防止小关节紊乱、错位及脱位等，以保持颈椎序列及椎体间、关节间的稳定，加强颈部支撑作用。

(5)在施行手术前作为一种非手术治疗方式，为手术创造必要的条件，也为术后采取固定、制动措施做准备。术后则可减轻手术局部及邻近部位的创伤性反应，限制颈部活动以防止植骨块的压缩或脱出，促进骨融合和患部软组织愈合。

54 颈托适合于哪些情况

颈托适合于急性期神经根型或椎动脉型颈椎病，伴有严重疼痛或眩晕症状者；外伤后颈椎病有较重的颈部、肩臂部症状者；经手法治疗后患椎尚不够稳定者；部分颈椎椎管明显狭窄的脊髓型及手术后患者。对颈椎的其他疾病，如颈椎骨折、颈椎滑脱、颈椎结核等，也可以采用颈托治疗。

55 佩戴颈托的方法及注意事项有哪些

(1)选择合适型号和材质的颈托。颈托的大小、高低要适宜，松紧以能放入两个手指为宜。高度为限制颈部活动,保持平视为宜。

(2)使用时应注意观察患者的颈部皮肤状况,防止颈部及耳郭、下颌部皮肤受压,必要时可在颈托内衬垫小毛巾、软布等,定时清洁颈托和局部皮肤。

(3)起床时,先将前托放置好(将下颌放在前托的下颌窝内),一手固定前托,一手放至患者颈枕部,扶患者坐起,将后托放置好(一般长托在下),调节松紧度,固定粘扣。

(4)患者由坐位到平卧位时,先松开粘扣,去掉后托,一手扶持前托,一手放至患者颈枕部,协助患者躺下,去掉前托,调节好枕头位置及高度。

(5)颈托佩戴时间,一般以 2～3 周为宜,一般整复后第 1 周内全天佩戴(睡觉时去除),第 2 周间断佩戴,不活动时可去除颈托,活动时佩戴,第 3 周坐车及颈部剧烈活动时佩戴。

(6)佩戴颈托时须配合颈部肌肉锻炼,以保持颈部的稳定性。

56 颈托能长期佩戴吗

颈托为一种暂时性、过渡性的维持和制动的措施,长期使用颈托可引起颈背肌肉萎缩与颈部关节僵硬。对于佩戴时间较长者,解除固定后要进行积极主动的颈部功能锻炼与肌肉锻炼,使肌肉与关节组织得到恢复。因此,一旦达到所需治疗目的,要及时解除,不宜长期使用。

57 颈椎病能用牵引疗法治疗吗

颈椎病主要是由于颈椎间盘突出,或者椎体附件以及周围的韧带等组织增生肥厚,造成局部的神经根或者硬膜囊等受压迫,出现颈部局部以及上肢的麻木、酸沉、疼痛等感觉及活动异常。通过牵引可以使狭窄的椎间隙变宽,缓解或解除局部的压迫,减轻因神经根等受压而引起的症状,因此,颈椎病是可以用牵引疗法来治疗的,但是也要把握其适应证、禁忌证和注意事项。

58 牵引疗法如何治疗颈椎病

颈椎牵引是治疗颈椎病的主要缓解症状手段。因为有效的牵引能解除神经、血管、脊髓的压迫，并快速缓解颈椎病症状。

（1）限制颈椎活动，减少对受压脊髓和神经根的反复摩擦和不良刺激，有助于脊髓、神经根、关节囊、肌肉等组织的水肿和炎症消退。

（2）增大椎间隙和椎间孔，有利于椎间盘减压，减轻甚至解除神经根所受的刺激和压迫。

（3）解除肌肉痉挛，恢复颈脊柱的平衡，降低椎间盘内压，缓冲椎间盘向四周的压力。

（4）牵开小关节间隙，解除滑膜嵌顿，恢复颈椎间的正常序列和相互关系。

（5）使扭曲于横突孔间的椎动脉得以伸直，纠正椎动脉扭曲，改善椎动脉的供血。

（6）使颈椎管纵径拉长，脊髓伸展，黄韧带皱褶变平，椎管容积相对增加。正确的牵引治疗不仅可使肌肉痉挛解除，同时也有改善神经根刺激症状的作用。

59 颈椎病牵引适用于哪些人

牵引主要适用于以下群体：

轻度颈椎病，颈椎间盘突出症，颈椎生理曲度改变，年龄 18 岁以上（年龄过小骨骼尚未发育完全），无严重骨质疏松、椎动脉狭窄的患者。

60 颈椎病牵引的适应证和禁忌证是什么

（1）适应证：

1）神经根型颈椎病；尤其适用因椎节不稳造成脊神经根刺激症状者，因髓核突出脱出引起脊神经根受压者，根性症状波动较大者。

2)脊髓型颈椎病：适用于由于椎节不稳或因髓核突出等成脊髓前方沟动脉受压所致的脊髓型颈椎病患者。由于此类型的患者在牵引时易发生意外，因此要求有经验的医生负责实施牵引，并密切观察锥体束的变化，一旦病情恶化则应立即终止牵引。

3)椎动脉型脊椎病：对钩椎关节不稳，或伴有骨质增生所致的椎动脉供血不足的患者疗效较佳。

4)颈型颈椎病：颈型颈椎病患者采用休息等一般疗效就可以取得效果。颈椎牵引可酌情用于症状持续不消的患者。

(2)禁忌证：

1)年迈体弱、全身状态不佳者：此类患者在牵引时易发生意外，宜慎用。对年龄超过50岁、病程较久的脊髓型颈椎病患者，使用牵引疗法可能会加重病情，故不宜使用。

2)颈椎骨质有破坏者：为防止发生意外，此类病例应于牵引前常规拍摄颈椎正、侧位线片，以排除结核、肿瘤等骨质破坏和骨质疏松症的患者。

3)颈椎骨折脱位者：颈椎牵引易引起颈椎骨折脱位加重，因颈椎骨折脱位引起的瘫痪患者禁用。

4)拟施行手术者：此类病例多伴有明显的致压物，不仅在牵引过程中可能发生意外，且大重量牵引后易引起颈椎椎旁肌群及韧带的松弛，以致在手术后造成内固定物或植入骨块的滑脱。对枕颈或寰枢椎不稳者，牵引疗法虽然有效，如使用不当易引起致命后果，临床经验不足者慎用。

5)炎症：全身急性炎症或伴有咽喉部各种炎症的患者慎用。因为此时寰枢椎处于失稳状态。

6)其他：凡牵引后有可能加重症状者，如落枕、颈部扭伤、心血管疾患及精神不正常者慎用，以防病情加重或发生意外。

61 颈椎牵引的注意事项有哪些

(1)颈椎的角度：颈椎屈曲位时的牵引可以使椎间隙和椎间孔增大，颈后软组织伸展，适用于颈椎病椎间隙狭窄和椎间孔变形的患者。屈曲 15°是保持颈椎生理曲度变直而不出现反弓的最大角度，故前屈以不超过 15°为宜。后伸位牵引适用于颈椎生理曲度改变的患者，目的在于恢复生理曲度正常。中立位牵引可用于各种类型，但针对性较差。

(2)牵引的力量：牵引力量以达到颈椎椎间隙增大而不引起肌肉、关节损伤为宜。一般坐位 2～3 千克，卧位 10 千克左右。

(3)牵引时间：一般在 15～20 分钟。时间过长易造成肌肉和韧带静力性损伤。

(4)体位：常用体位为坐位、仰卧位。仰卧位可使 C_4～C_7 椎间隙后部增宽更为明显，且颈部肌肉不用支持头部重量，得以舒适，角度亦易调节。坐位牵引位置不易稳定，角度变化亦小，但却有牵引无摩擦力的优点。

(5)牵引方式：可分为持续性牵引和间歇性牵引。持续性牵引在整个过程中始终保持牵引力；间歇性牵引则在牵引过程中有几次牵引力的减小。年龄大、病情重者多选后者。

62 颈椎病患者如何进行牵引

牵引的角度：临床上有关颈椎牵引时所采用角度是一致的。牵引中，颈部置于前倾位，前倾的角度 10°～45°；在前倾体位下牵引是取得最佳疗效所必需的。

牵引重量：绝大多数的研究人员所采用的牵引力均在 10.8～20.25 千克。

牵引时间：文献报道所采用的牵引时间不一，差异很大，从 7 秒到 24 小时不等，但最常用的牵引时间是 20～30 分钟。

牵引方法：

(1)连续性牵引：持续牵引 24 小时或更长时间。显然，使用这种治疗方法需要极大的耐心，因此，常需要镇静剂以保持患者安静，并可降低所使用的牵引重量。

(2)持续牵引：持续稳定的短时间(通常为 30 分钟)和较大重量的牵引。

（3）间歇性牵引：利用一个机械装置提供脉冲或振动式的牵引方法。这是目前最受欢迎的牵引方式。

（4）手法牵引：用手来完成，这样医生可以更好地控制患者的头颈。这种方法对医生来讲非常直观，并可随时控制牵引的角度。

63 颈椎病是否可以做中药熏蒸

颈椎病是可以应用中药熏洗的。“中药熏蒸疗法”是指利用药物煮沸后产生的蒸汽来熏蒸肌体，以达到治疗疾病、养生保健的方法。由于蒸汽对身体的蒸腾作用，可使全身经络涌动，推动气血运行，药力经皮肤直达各脏腑。

64 中药熏蒸治疗颈椎病的原理是什么

其主要原理有以下几个方面：

（1）热效应的物理刺激作用：

1）皮肤在热效应的刺激下，疏通腠理，舒经活络，放松肌肉，消除疲劳。

2）毛细血管扩张，行气活血，促进血液循环和淋巴循环，改善周围组织的营养状况，同时排废排毒，使得机体气血畅通，代谢平衡，改善亚健康。

3）热效应温通解凝，能促进血瘀和水肿的消散。

4）热是“风、寒、湿”的克星，能有效排除体内的“风、寒、湿”邪，对因“风、寒、湿”邪引起的疾病，热疗能起到非常明显的效果。

（2）局部性药理效应：在患部的直接熏蒸，药物蒸汽通过皮肤的渗透、转运、吸收，直达病灶，药效高度聚集，在病灶处清热解毒，散寒消肿；祛风燥湿，杀虫止痒；舒筋活络，行气止痛。通过患部皮肤吸收，高浓度的药物直达病灶，这是中药熏蒸相对内服药最为突出的优势，因为人体的有些组织如肌性组织、结缔组织、筋骨膜类组织，由于本身的结构，导致血液中的药物穿越脂膜的透过率很低，从而使得治疗效果不理想。

(3)整体性药理效应:整体性药理效应分为穴位经络效应和血液循环效应。

1)穴位经络效应:中药雾化气体中所含的芳香化浊、辛香走窜的药物离子作用于皮肤、腧穴后,在穴位经络效应和穴位的信息效应影响下,通过神经体液装置和经络系统,调节高级神经中枢、内分泌、免疫系统,从而迅速调整人体脏腑气血和免疫功能。

2)血液循环效应:药物通过皮肤吸收后,一部分药物进入毛细血管,药物通过血液循环稳态扩散至全身,调节全身状况。

65 颈椎病患者如何熏蒸

颈椎病的熏蒸治疗方法为局部熏蒸,方法比较简单,可取一个盆或者恒温加热器,放入适量的药物与清水,接下来加热至一定温度,患部置于盆上的栅格上,使蒸汽直接和机体患侧接触,进行熏蒸。

颈椎熏蒸操作方法:

医疗设备:颈部熏蒸设备。

煎制方法:把药物置于电热瓶里,加水 1 000 毫升,浸泡 40 分钟,煎沸 20 分钟,再加水 400 毫升,蒸沸后冷却,把温度调节至 48℃左右。

熏蒸方法:患者取仰卧位于熏蒸床上,把裸露的颈部对准熏蒸窗,接通电源,预置温度通常为 48℃左右,每日 1～2 次,每次 30 分钟,15 天为 1 个疗程,可以连续应用。

66 颈椎病常用的熏蒸方有哪些

(1)羌归洗方:

【药物】羌活、当归、乌梅、炒艾叶、五加皮、防风、炙川乌、地龙、木通、萆薢、川椒各 30 克,生姜 150 克。

【用法】上药可用纱布包裹,水煎沸后 5 分钟取液。趁热熏蒸患处,稍凉后用药液浴洗患部,并轻揉患部。每日 1～2 次,每剂药用 5～7 天。

(2)葛根洗方：

【药物】葛根 40 克，丹参、威灵仙、防风、荆芥、桑枝、桂枝、五加皮、当归各 30 克。

【用法】麻木甚者加细辛 15 克，川椒 30 克；疼痛重者加乳香 15 克，白芍 20 克。将药倒入盆内，加水 3 000 毫升，稍浸渍后煎沸几分钟。用毛巾蘸药水趁热洗敷颈肩部，洗后擦干。每天洗 2 次，每次 30 分钟。一剂药可反复洗 3 天。

(3)透骨草洗方：

【药物】全蝎 15 克，蜈蚣 10 条，透骨草 50 克，桂枝 10 克，虎杖 30 克，红花 20 克，没药 10 克。

【用法】上药加水 1 500 毫升，浸泡 1 小时，用武火煎沸 20 分钟，捞出药渣。将患部放在药汤上趁热熏蒸，以汗出为度，然后用毛巾蘸药液敷患处，再将患处放于温药液中泡半小时。每晚睡前治疗 1 次，每剂药用 5 次，10 次为 1 个疗程。

67 中药熏蒸治疗颈椎病的注意事项有哪些

中药熏蒸注意事项主要有以下几个方面：

(1)中药熏蒸过程中应注意有无恶心、呕吐、胸闷、气促、心跳加快等不适，严防出汗虚脱或头晕，若有不适，立即停止熏蒸。

(2)中药熏蒸温度以 38～42℃为宜。

(3)中药熏蒸时间每次不宜超过半小时。

(4)中药熏蒸治疗过程中应适当饮水。

(5)老人应有专人陪护。

(6)冬季熏蒸后走出室外应注意保暖。夏天当日煎药当日用，药汤不宜过夜，以免变质影响疗效。

68 热敷疗法治疗颈椎病的方法主要有哪些

在使用热敷进行颈椎病的自我治疗时，热敷可用热毛巾、暖水袋、热沙袋、电热毯和热醋、中药等器物。常用的中药热敷法是将中草药放入盆内或将中草药装入两个适当大小的布袋内煎煮20分钟左右。待药液温度降至60℃时,用毛巾浸入药液中,然后拧去部分药液,将热毛巾放于患处。如此反复数次,持续30分钟左右,每日2~3次。如使用药袋则可等温度降至合适时,取出药袋放于患处热敷,两个热袋交替使用。使用时皮肤若有伤口应慎重,温度不能过高。

常见的热敷疗法有以下几种:

(1)水热敷法:取热水袋灌入60~70℃热水,外包一层毛巾,放置颈肩部压痛点,即"阿是穴"。

(2)姜热敷法:取生姜500克,洗净捣烂,挤出姜汁,然后将姜渣放在锅内炒热,用布包后敷颈部阿是穴。等凉了再倒入锅内,加些姜汁,炒热后再敷。

(3)炒盐敷法:取炒热粗盐540克入布袋,放置颈部阿是穴。

(4)谷糠敷法:同炒盐敷法。将谷糠放在铁锅内炒热,趁热装入布袋,敷于颈部。

(5)中药热袋敷法:取当归、赤芍、防风、牛膝、桂皮、威灵仙、艾叶、透骨草各90克,装入布袋内封口。加适量水煎热后,轻轻挤出多余水分,在适当热度时,敷于颈部阿是穴。

69 常用于治疗颈椎病的热敷处方有哪些

(1)热敷处方1:

【组成】威灵仙、五加皮、苍术、乳香、没药、白芷、三棱、莪术、木瓜、细辛、黄柏、大黄、赤芍、红花、冰片各等量。

【制法】上药研细末,调匀,加食盐和黄酒适量,炒成糊状,装入两个棉布袋中。

【用法】将棉布袋药物置锅中蒸热,敷于患处,以患者能够承受为度。两袋交替使用,每次30分钟左右,早、晚各1次,药袋可使用数次。

(2)热敷处方2:

【组成】麻黄、归尾、附子、透骨草、桂枝、牛膝、白芷、荆芥、防风、木瓜、红花、干姜、艾叶、羌活各等份。

【制法】用醋、水各半将药熬成浓汁,再将铁砂炒红后搅拌制成。

使用时将药装入布袋内，加醋25克，自然发热，敷于患处。温度过高时防止烫伤。每次用250克，每日2次，用毕保存，至加醋后不发热时失效。

（3）热敷处方3：

【组成】制附片、桂枝、乳香、蟾酥。

【制法】用制附片、桂枝、乳香、蟾酥研成细末调匀，加食醋适量调成糊状。临床治疗时，如体质偏热者加冰片、雄黄，偏湿者加苍术、珍珠，血虚者加当归、赤芍，肾虚者加黄芪、巴戟天。研末调匀热敷患处，每周1～2次。

（4）热敷处方4：

【组成】伸筋草、透骨草、海桐皮、荆芥、防风、附子、千年健、威灵仙、桂枝、路路通、羌活、独活、麻黄、红花各30克。

【制法】上药共研为粗末，装入15厘米×10厘米的布袋内，每袋150克。

用法：用时将布袋加水煎煮30分钟，稍凉后，热敷于颈部。每次30分钟，每日2次。

主治：各型颈椎病。

（5）热敷处方5：

【组成】兔儿散12克，桂枝9克，刘寄奴12克，五灵脂9克，伸筋草12克，秦艽12克，红花9克，苏木6克，桑寄生12克，大蓟、小蓟各9克，乳香、没药各9克。

用法：上药煎好后，将两块毛巾浸泡在药水中，轮流热敷颈部。每天2～3次，每次30分钟，每剂药用2天。

主治：各型颈椎病，尤其适用于疼痛剧烈、病史长者。

（6）热敷处方6：

【组成】川乌、草乌各90克，附子60克，马钱子30克，乳香、没药、当归、姜黄各60克，川芎、防风、桂枝、延胡索各30克。

【制法】上药共研为粗末，装入15厘米×10厘米的布袋内，每袋150克。

用法：用时将布袋加水煎煮30分钟，稍凉后，热敷于颈部。每次30分钟，每日2次，每剂药用3天。

主治：各型颈椎病，尤其适用于疼痛剧烈、局部麻木、怕冷明显者。

(7)热敷处方7：

【组成】吴茱萸300克，黄酒50毫升。

【制法】将药末加黄酒拌匀，入锅中炒热，装入布袋中。

用法：待炒热布袋稍凉后热敷颈部，冷后再炒再敷。每次30分钟，每日2次。

主治：各型颈椎病，尤其头痛、颈部疼痛剧烈者。

70 颈椎病患者在日常工作中应注意的事项有哪些

(1)颈椎病患者需定时改变头颈部体位，注意休息，劳逸结合。抬起头并向四周适当地轻轻活动颈部，不要老是让颈椎处于弯曲状态。伏案工作不宜一次持续很长时间，1小时后应适当休息，做颈部保健操或自我按摩，持续低头工作超过2个小时，则难以使颈椎椎间隙内的高压在短时间内得到有效的恢复缓解，这样会加重加快颈椎的退变。

(2)已经有颈椎病症状的患者，应当减少工作量，适当休息。症状较重、发作频繁者，应当停止工作，绝对休息，而且，最好能够卧床休息。这样在颈椎病的治疗期间，有助于提高治疗的效果，促使病情早日缓解，机体早日康复。

(3)颈椎病患者在工作中应该避免长时间吹空调、电风扇。由于颈椎病的发病是多种因素共同作用的结果，寒冷和潮湿容易加重颈椎病的症状。应当尽量减少在气温过低或者寒冷潮湿的条件下低头伏案工作的时间，以防止颈椎病症状的出现，或者颈椎病诱发颈肩背部酸痛的症状。

(4)颈椎病患者应当避免参加重体力劳动、提取重物等，平常应当注意保护颈部，防止其受伤。上肢应该避免提取重物，当上肢提重物时，力量可以经过悬吊上肢的肌肉传递到颈椎，从而使颈椎受到牵拉，增加了颈椎之间的相互压力。颈椎病患者在参加重体力劳动后症状有可能会加重。

颈 痛 篇

1 颈痛病包括哪些病

头和躯干相连的部分叫脖子，学名叫“颈”、“项”等。脖子痛也叫颈痛。由于颈椎病、颈肌纤维肌炎、落枕、扭伤等造成的颈部疼痛，叫脖子痛，也称为“颈痛病”。

2 中医学是如何认识颈痛病的

中医学将颈、肩、臂痛等症基本视为痹证，在病因学上通常认为是外伤、风寒湿邪侵袭、气血不和、经络不通等所致，头晕、目眩、耳鸣则与痰浊、肝风、虚损有关。中医不仅仅将颈椎病着眼于颈、肩、背、臂等局部，而且还有机地联系脏腑、经络、气血等整体，进行辨证施治；将肝、脾、肾等内脏的功能与筋骨、肌肉、关节功能有机结合，注重两者之间的互相影响、互相促进的作用，常将颈椎病分为风寒湿痹、经络受阻、肝肾不足、气血虚弱、痰湿困阻及外伤等型。

3 西医学是怎样认识颈痛病的

颈痛病的原因很多，因此各种脖子痛的原理也各不一样，常见的有以下几种原因：

(1)颈椎病：由于长时间低头伏案工作、使用电脑、高枕睡眠、开车时间过长等使颈椎发生退行性变，当颈椎退变到一定程度后就会造成颈椎骨质增生，以及颈椎间盘突出。骨质增生和椎间盘突出压迫到颈部神经、肌肉、韧带等就会产生脖子痛。

(2)颈部肌肉劳损：颈部肌肉劳损也叫颈肌纤维肌炎，是由于颈部反复的急慢性损伤软组织，出现颈部肌肉创伤性无菌炎症及疼痛，刺激肌肉产生持久的收缩状态，出现肌紧张，肌肉长期痉挛造成局部软组织血管痉挛，肌肉和筋膜供血不足，营养障碍，组织无菌性炎症加重，如此形成恶性循环，使疼痛更加剧。

(3)颈部外伤：颈椎外伤的原因很多，如车祸、跌倒、撞击等，损伤到颈部肌肉、骨骼等而出现脖子痛。

(4)落枕：这是颈椎小关节错位所致，当扭伤颈部，或者睡觉姿势不正确，或者突然受到风寒湿邪等入侵颈部，致使颈椎关节出现错位而引起脖子痛。这种疼痛多为突然发作，脖子转动即疼痛加重。

4 颈痛病临床常见的症状有哪些

颈痛病(脖子痛)的症状基本和颈型颈椎病相似。

主要表现为局部疼痛，颈部不适感及活动受限等。常诉说不知把头部放在什么位置为好，症状常于晨起、劳累、姿势不正及寒冷刺激后突然加剧。早期可有头颈、肩背部疼痛，有时疼痛剧烈，不敢触碰颈部，触压则痛，有的患者头颈部不敢转动或歪向一侧，转动时往往和躯干一同转动。颈项部肌肉可有痉挛，有明显的压痛。急性期过后常常感到颈肩部和上背部酸痛。患者常自诉颈部易于疲劳。不能持久看书、看电视等；有时可感头痛，后枕部疼痛，或晨起后“脖子发紧”、“发僵”，活动不灵或活动时颈部出现响声，少数患者可出现短暂的反射性上肢和手部疼痛、胀麻。

5 颈痛病如何自我诊断

诊断脖子痛很简单，也就是自己可以感觉到颈部疼痛、旋转头部和低头、抬头等疼痛、眩晕或者颈部偏向一侧，不能活动等即可自我诊断，也可以通过触摸颈部得出疼痛的位置、疼痛程度以及条索状肌肉出现的位置等。

必须指出，发现脖子痛，就应该去医院请专科大夫进行颈椎相关的体格检查，查明脖子痛的源头，是颈椎病引起脖子痛还是其他疾病引起的脖子痛，颈椎照片是首先选择的诊断方法。

6 颈痛病有哪些治疗方法

(1)药物治疗：西药在本病的治疗中可起到辅助的对症治疗作用，可选择应用止痛剂、镇静剂、维生素(如维生素 B_1、维生素 B_{12})，医院用药可选用血管扩张剂及中草药等，对症状的缓解有一定的效果。中药对本病的治疗可起到对因治疗作用。但要注意口服中药的副作用，口服某些中药对肝、肾、胃肠可能有损伤。

(2)按摩治疗：

1)将左手或右手中指、食指、无名指并拢，在颈部疼痛处寻找压痛点(多在胸锁乳突肌、斜方肌等处)，由轻到重按揉 5 分钟左右。可左右手交替进行。

2)用小鱼际由肩颈部从上到下、从下到上轻快迅速击打 2 分钟左右。

3)用拇指和食指拿捏左右风池穴、肩井穴 1～2 分钟。

4)以拇指或食指点按落枕穴(手背第 2、第 3 掌骨间，指掌关节后 5 分处)，待有酸胀感觉时再持续 2～3 分钟。

5)最后进行头颈部前屈、后仰、左右侧偏及旋转等活动，此动作应缓慢进行，切不可用力过猛。

(3)饮食治疗：由于脖子痛是颈椎椎体增生、骨质退化疏松等引起的，所以颈椎病患者应以富含钙、蛋白质、维生素 B 族、维生素 C 和维生素 E 的饮食为主。其中钙是骨的主要成分，以牛奶、鱼、猪尾骨、黄豆、黑豆等含量为多。蛋白质也是形成韧带、骨骼、肌肉所不可缺少的营养素。维生素 B、维生素 E 则可缓解疼痛，解除疲劳。另外，如属湿热阻滞经络者，应多吃些葛根、苦瓜、丝瓜等清热解肌通络的果蔬；如属寒湿阻滞经络者，应多吃些狗肉、羊肉等温经散寒之食物；如属血虚气滞者，应多进食公鸡、鲤鱼、黑豆等食物。

(4)牵引治疗："牵引"在过去是治疗脖子痛的首选方法之一，但近年来发现，许多颈椎病患者在使用"牵引"之后，特别是那种长时间使用"牵引"的患者，颈椎病不但没有减轻，反而会加重。

使用"牵引"的预期作用主要是：①增加椎间隙。②放松颈后部肌肉。③松解神经根压迫。但实际的临床运用发现这些作用并不明显。

7 颈痛病应注意哪些事项

(1)睡觉时不可俯着睡，枕头不可以过高、过硬或过平。

(2)避免和减少急性损伤，如避免抬重物，不要紧急刹车等。

(3)防风寒、潮湿，避免午夜、凌晨洗澡或受风寒吹袭，风寒使局部血管收缩，血流降低，有碍组织的代谢和废物清除，潮湿阻碍皮肤蒸发。

(4)积极治疗局部感染和其他疾病。

(5)改正不良姿势，减少劳损，每低头或仰头 1 小时，需要做颈部活动，以减轻肌肉紧张度。预防颈椎病的发生，最重要的是，要改善坐姿，埋头苦干时，也可间断地做肩颈部的运动。

(6)调节生活工作习惯，每伏案工作 1 小时，起身活动 5 分钟，或自己按摩放松，避免颈部肌肉因长时间姿势固定而处于紧张状态，造成劳损。

8 颈痛时应如何保养

预防脖子痛应从年轻时就开始引起足够重视，保持良好的生活习惯，选择合适的工作学习姿势，特别是年轻白领、有车族和长期从事文案工作的人员，要尽可能多动一动，多走走路，爬爬楼梯，长时间伏案后站起来做做工间操，活动活动四肢、颈椎，坚持良好的保健功能锻炼。

运动锻炼篇

1 颈椎运动疗法有什么作用

颈椎运动疗法的作用，主要是通过颈部各方向的放松性运动，促进颈椎区域血液循环，消除瘀血水肿，同时牵伸颈部韧带，放松痉挛肌肉，从而减轻症状。另外，增强颈部肌肉，增强其对疲劳的耐受能力，改善颈椎的稳定性，从而巩固治疗效果，防止病情复发。而颈肩保健操适合颈椎病患者在家进行自我保健治疗，具有简单、易学、经济、有效等特点。

2 颈椎病如何进行运动体操锻炼

基本姿势：做练习动作前，先自然站立，双目平视，双脚分开与肩同宽，双手自然下垂。全身放松。

做颈肌抗阻力训练：

(1)双手交叉，放于额前，半低头，反向用力。

(2)双手交叉，放于枕骨，半仰头，反向用力。

(3)右手抬着右侧头部，反向用力。

(4)左手抬着左侧头部，反向用力。

动作要求：各个动作均轻松平稳地进行，尽可能达到最大的运动幅度。练习后应感到轻松舒适，整个练习过程中，不能出现疼痛。做某个动作时若出现头晕、手发麻等现象，或者原有的症状被诱发或加重，则此动作不能做。若不适感明显，则应立即停止运动，并到医院就诊。

3 如何做颈椎锻炼操

预备动作：取坐位，全身放松，颈伸直，双手自然交叉置于腿上。

第一节：①头正位。②头低下至最大限度。③抬头回到正位。④头仰至最大限度。⑤恢复头正位。

第二节：①头向左转至最大限度。②头回到正位。③头向右转至最大限度。④头恢复正位。

第三节：①头正位。②头向左转，下颌尽量够左肩。③头回到正位。④头向右转，下颌尽量够右肩。⑤头恢复正位。

4 颈椎“米”字操如何做

即以头为笔头，用颈作笔杆，按下述顺序反复书写“米”字，每次书写 5～10 个“米”字。

具体操作步骤为：

(1)先写一横，头尽量由左到右画一横线，然后头回到正位。

(2)再写一竖，头尽量向前上方拉伸，自上而下画一竖线，然后头回到正位。

(3)头颈尽量向左上方拉伸成 45°角，而后斜行画线拉伸至右下 45°，然后头回正位。

(4)同法书写“米”字右上点，然后头回正位。

(5)头颈尽量向右前上方拉伸，向左下方画一撇，然后头颈回到正中位。

(6)头尽量向左前上方拉伸，向右下方画一捺，然后恢复头颈正位。

以上为一个“米”字。

5 颈椎运动疗法常见的基本方法有哪些

(1)提托头颈:患者站立,头微微后仰,双手交叉托于头后方(相当于颅骨的枕骨粗隆部),向上提托头颈,一张一弛,往返 30～50 次,可同时配合胸背部后仰,以活动脊柱的上部及胸廓、肩背等部位,达到放松诸关节的作用。

(2)与颈争力:患者站立,双手叉腰,两脚分开与肩同宽,自然直立。反复做抬头看天,低头看地活动。练习时,胸部应保持不动,抬头时应尽量上抬,以能看到头顶上方的物体为宜;低头时,下颌尽量内收。动作幅度由小及大,由慢到快,以患者能忍受为度。

(3)往后观望:患者站立,双手叉腰,两脚分开与肩同宽,两眼平视,头颈部反复向左及右旋转。活动范围自小而大,但不要强求过大地增加幅度,次数也不要太多,一般 20～30 次即可。对已经患有椎动脉型颈椎病者不宜做此锻炼,否则,可引起跌倒。

(4)颈项侧弯:患者站立,双手叉腰,两脚分开与肩同宽,分别做左右交替的颈项侧弯活动,往返 20～30 次。

(5)前伸探海:患者站立,双手叉腰,两脚分开与肩同宽,头颈前伸并侧转,窥探前下方,犹如向海底窥探物体一样,左右交替,反复进行。在练习时动作要自然、连贯、和缓,头颈始终保持前屈位。

(6)回头望月:患者站立,双手叉腰,两脚分开与肩同宽,头颈转向身后,观看身后天空中的月亮。左右交替,如此反复 15～30 次。它能改善颈椎病有后仰及旋转受限者。

(7)金狮摇头:患者站立,双手叉腰,两脚分开与肩同宽,头颈先按顺时针方向环绕数周,再按逆时针方向环绕数周,或两种方向交替进行。摇头的速度不能快,动作不能大,以免发生跌倒。椎动脉型颈椎病及颈椎手术后的患者慎用此法,患有高血压、脑栓塞、贫血、内耳眩晕者禁用本方法锻炼。

6 颈椎病该如何做局部运动

(1)头部左右转动运动:

1)说明:此项运动是以颈椎的纵轴做水平扭转以加大颈椎的转动,加强椎体的灵活性,减轻神经压迫症状,促进颈部血液循环,缓解颈部肌肉紧张。如果头在左右水平方向转动受限,可多做此项练习。

2)动作要求:头从正中开始,慢慢向右转,稍停一会儿,然后慢慢往左转,稍停一会儿。头部转动时,两肩和腰不能转动,尽量做到转动头部至最大限度。左右共做20～30次。

(2)头部上下运动:

1)说明:此项运动是增加颈椎向前后弯曲度的运动。经常练习能加大各椎体间的间隙和拉长颈椎前后僵硬的肌肉。多做此练习对治疗颈椎病所引起的手臂麻木,或因"落枕"引起的肩部不适有良效。

2)动作要求:头慢慢后仰向上看,然后慢慢低头向下看,都稍停一会儿。尽量做到最大限度,上下共做20～30次。

(3)头侧屈运动:

1)说明:此项运动是活动颈椎侧面的肌肉和增加颈椎向侧摆动的能力。如果颈椎有疲劳感或肩部肌肉紧张,多做练习能起到缓解作用。

2)动作要求:缓慢做头部侧屈动作,并稍停一会儿。左右共做20次。

(4)头绕环运动:

1)说明:此项运动是前几项头部运动的组合,这项运动是每次头部练习时的必做项目。适合于有各种颈椎病的患者,经常运动可缓解颈椎的不适。

2)动作要求:从头正位看前方开始,头向右、下、左回到前,为绕环一周,然后向相反方向再绕环一周。做到最大限度,缓慢重复做多次。如果有头晕现象,可闭眼做,活动次数自己掌握(多比少好),但要强调每次做动作的质量。

7 颈椎病运动疗法的要点有哪些

（1）运动强度。运动的强度宜小，不要用力过猛，动作的速度也要缓慢完成。在进行颈椎病的自我治疗运动时，每个动作可重复做4～6次，整套动作5～10分钟。每天何时进行锻炼无绝对要求，最好在低头工作以后进行运动。但不要在睡觉或休息时进行，以免影响休息。每天至少做一次。但不要求每天定时做，而要求在看书写字时每隔1小时做一次。

（2）运动幅度。预防颈椎病的动作宜采用运动幅度不大，要求使用用力缓和、动作速度较慢的周期性动作，如广播体操等。要动静结合，循序渐进，长期坚持。

（3）运动规律。要规律地完成运动动作。头、颈部切不可做无规律的乱转乱晃，以免造成不适，损伤颈椎。

在进行颈椎病的自我治疗中，做颈椎运动时用力要柔和而缓慢，切不可用力过猛。对于症状较为严重的患者，运动时要十分注意。如果运动后感觉不适，则宜停止，或向医生咨询。

8 颈椎病患者适合做哪些运动项目

适合颈椎病康复运动的运动种类和方法有医疗体操、太极拳、步行、慢跑、散步、舞蹈、游泳、娱乐性球类等。一些耐力训练和有氧运动如快走、跑步、骑自行车、游泳、滑雪等对颈椎病都有防治作用，在进行颈椎病的自我治疗时可以根据自身条件选择。

9 跳绳疗法能用于颈椎病的治疗吗

在各种预防颈椎病的运动中，一些健身运动专家近年来格外推荐跳绳运动。他们认为，低温季节尤其适宜这种运动。跳绳花样繁多，可简可繁，随时可做，一学就会，特别适宜在气温较低的季节作为健身运动，而且对女性尤为适宜。从运动量来说，持续跳绳10分钟，与慢跑30分钟或跳健身舞20分钟相差无几，可谓耗时少、耗能大的需氧运动，尤其是对颈椎病的防治有非常好的疗效。因此，颈椎病患者是可以采取跳绳疗法来治疗颈椎病的。

10 跳绳疗法中绳子的选择与跳法有什么特殊的要求吗

绳子一般应比身高长60～70厘米，最好是实心材料，太轻的反而不好。跳的时候，用双手拇指和食指轻握，其他手指只是顺势轻松地放在摇柄上，不要发力。另外，要挺胸抬头，目视前方5～6米处，能感觉到膝关节和踝关节的运动。

11 跳绳的运动该如何安排呢

鉴于跳绳对颈椎病的独特保健作用，医学专家建议，颈椎病患者跳绳健身要建立一种跳绳渐进计划。初学时，仅在原地跳1分钟；3天后即可连续跳3分钟；3个月后可连续跳上10分钟；半年后每天可实现“系列跳”(如每次连跳3分钟，共3次)，直到一次连续跳30分钟。一次跳30分钟，就相当于慢跑20分钟的运动量，已是标准的有氧健身运动。

12 跳绳的注意事项有哪些

跳绳者应穿质地软、重量轻的高帮鞋，避免脚踝受伤。绳子要软硬、粗细适中。初学者通常宜用硬绳，熟练后可改为软绳。要选择软硬适中的草坪、木质地板和泥土地的场地，切莫在硬性水泥地上跳绳，以免损伤关节，并易引起头昏。

跳绳时须放松肌肉和关节，脚尖和脚跟须用力协调，防止扭伤。胖人和中年妇女宜采用双脚同时起落的方式。同时，上跃也不要太高，以免关节因过于负重而受伤。跳绳前足部、腿部、腕部、脚踝部应先做些准备活动，跳绳后则可做些放松活动。由于颈椎病病症复杂，跳绳后如有身体不适，应立即停止该项运动。跳绳在颈椎病的自我治疗中的作用也是不可忽视的，这种运动其实比打羽毛球等运动方便，单人运动也可以，不用选择场地，随时随地均可运动。

13 颈椎病可以通过练功锻炼来防治吗

颈椎病是可以通过练功锻炼来防治的。练功疗法是可以活动身体的肌肉、筋骨，使全身各部分得到锻炼，从而增进健康、祛病延年的一种传统养生康复方法。

14 常用的练功疗法有哪些呢

对于颈椎病，常用的练功疗法有易筋经、八段锦等。

15 略述易筋经十二式的操作

预备姿势：两腿开立，全身放松，调匀呼吸。易筋经十二式，各式预备姿势完全相同，故以下不再重复。

（1）捣杵舂粮。屈肘、立掌至胸前，掌心相对（相距 2～3 厘米），手形如拱。吸气时，用暗劲使掌根内挤，指向外翘（按：用暗劲是指形体姿势不变，而肌肉用力紧张起来）；呼气时放松。可酌情做 8～10 次，多至 20 次不等。

（2）扁担挑粮。两臂侧平举，立掌，掌心向外。吸气时，臂后挺，胸部扩张；呼气时，掌向外撑，指尖内翘。可反复进行 8～20 次。

（3）扬风净粮。两臂上举，掌心向上。全身伸展，臂挺直。吸气时，两手尽力上托，两脚用力下蹬；呼气时，全身放松，掌心向前下翻。可反复做 8～20 次。

（4）换肩扛粮。右手上举，掌心向下，两目仰视右掌心；左臂自然置于背后。吸气时，头往上顶，肩后挺；呼气时，全身放松。连续做 5～10 次后，两手交换。

（5）推袋垛粮。两臂前平举，立掌，掌心向前，目平视。吸气时，两掌用力前推，手指后翘；呼气时，放松。可连续做 8～20 次。

(6)牵牛拉粮。右脚跨步屈膝，成右弓步。双手握拳，右手举至前上方，左手斜垂于身后。吸气时，两拳紧握内收；呼气时，放松复原。连续做5～10次后，左右易位，随呼吸再做5～10次。

(7)背牵运粮。两臂屈肘背于身后，左右手指相互拉住，足趾抓地，身体略前倾，状若背牵。吸气时，双手拉紧，呼气时放松。连续做5～10次后，左右手易位，再做5～10次。

(8)盘箩卸粮。左脚横跨一步，屈膝成马步。两手屈肘翻掌向上，小臂平举，如托重物。吸气时，手用力上托；呼气时，两手翻掌向下，放松。可连续做5～10次。

(9)围茓围粮。左手握拳，置于腰间，右臂伸向左前方，五指捏成钩手。呼气，腰自左至右转，右手随之向右画圆，至身体正前方时，上体前倾；继续向左转时，上体伸直，同时吸气。连续做5～10次后，左右手交换，再做5～10次。

(10)扑地护粮。右脚向前跨步，成右弓步。上体前倾，双手撑地，头微抬，眼看前下方。吸气时，两臂伸直，上体抬高；呼气时，屈肘，上体前倾。连续做5～10次后，换左弓步，再做5～10次。此动作模仿寻捉害虫之状。

(11)屈体捡粮。两手用力合抱头后部，手指敲脑后若干次(即做“鸣天鼓”)，先呼气，同时俯身弯腰，头探于膝间做打躬状；吸气时，身体挺直。此动作模仿捡粮之状。酌情做8～20次。

(12)弓身收粮。上体前屈，两臂下垂，手心向上，用力下推，头上抬。稍停片刻，上体直立，两臂侧举。呼气时屈体，吸气时直立。可连续做8～20次。注意：屈体时，足跟稍稍提起，直立时着地。

16　八段锦的锻炼方法是什么

八段锦包括8种术式，连贯成套，要求呼吸均匀、意守丹田，刚柔相合，分述如下。

(1)两手托天理三焦。自然站立，两足平行同肩宽，呼吸均匀，双目平视，舌抵上腭，气沉丹田。两手自小腹前向前伸臂，手心向下，向前外画弧，顺势转手向上，双手十指交叉于腹前；手指交叉翻掌，掌心向上尽力托举，随之抬头，目视片刻，松开交叉的双手，自两侧两下画弧，慢慢落于小腹前，反复训练。

(2)左右开弓似射雕。全身放松，自然直立，左足向左横跨一步，成马步，两足做下蹬劲；两臂在胸前做拉弓状，左手向左拉至极点，同时右手向右伸出为剑手，手指做剑诀；转头向右，顺着食指，凝视远方。将两腿伸直，顺势两手下画弧，收回于胸前，再向上画弧，经两侧缓缓下落，还原。左右调换，反复做多遍。

(3)调理脾胃单举手。自然站式，两臂屈肘于胸前，掌心向上，指尖相对。右手翻掌向上，用力伸直，同时左手翻掌向下，用力下按，然后双手交替连续多次。

(4)五劳七伤向后瞧。站桩自然站式，两手自然下垂，头缓缓向右转，设想看到右足心，并以意引气至右足心；再缓缓转头，眼看左方，反复操作数次。

(5)摇头摆尾祛心火。自然站立，两腿屈膝成马步，双手反按膝上部，以腰为轴，左手臂将躯干转至左前方，头与左膝呈一垂线，右臂绷直，同时臂向右摆，然后反方向动作。

(6)两手攀足固肾腰。自然站式，两足分开与肩同宽，两腿绷直，上体缓缓前屈，双手下按，顺膀胱经下至足尖，逐渐以掌触及足背，然后上体直立，双手撑腰，缓缓后仰，反复多遍。

(7)攒拳怒目增气力。自然站立，双膝微屈，左足跨出变马步，两手提至腰间半握拳。右拳用力紧握，拳心向下，向前击出，凝视远方，瞪目虎视。收拳再出左手，反复数次。

(8)背后七颠百病消。自然站立，两臂自然下垂，意守丹田。两足跟提起，足趾尖着力，配合吸气，头用力上顶，稍停后，随呼气足跟着地，全身放松，手掌下垂，如此反复多次。此法有畅通气血、清醒头目之功，适用于颈、项、腰的功能锻炼与保健。

治 疗 篇

1 针灸、拔罐、刮痧、艾灸等疗法为何可以治疗颈痛病

颈项部为头颅之枢机，除手厥阴心包经和带脉外，几乎所有十二经脉和奇经八脉都由此通过，因而此处经络分布的密度最高，是联系全身脏腑的一个枢纽。因此采用针灸、拔罐、艾灸、刮痧等疗法可以有效地缓解颈痛病（主要是颈椎病引起的）。

2 怎样用针灸治疗颈椎病

治法：祛风散寒，活血化瘀，舒筋通络。以太阳经、少阳经、督脉局部腧穴为主。毫针刺用泻法或平补平泻，并加用灸法。

基本处方：颈椎夹脊穴、风池、天柱、大椎、肩中俞、肩外俞、肩井、曲池、合谷、外关、后溪。

(1)选穴思路：

1)立足病变局部：本病其病变部位明确，病位在颈。文献资料显示，临床选穴以局部取穴为主，常取头项部和上背部穴位，如风池、肩井、大椎穴，现代文献更强调取颈夹脊、阿是穴，并与循经取穴相结合，古代文献中偏重取后溪、前谷、委中、申脉穴，现代文献偏重取曲池、外关、合谷穴。颈夹脊穴为经外奇穴，位于颈背部，行于督脉与足太阳膀胱经之间，故而兼具二者的主治功能，能资助督脉，调整全身的阳气。夹督脉伴足太阳膀胱经穴分布，依据“经脉所过，主治所及”的理论，针刺颈部夹脊穴，能直达病所，疏通局部经络，使颈部经络通

畅、功能协调，具有疏理局部气血而止痛的作用；风池、肩井为足少阳经穴，同为足少阳与阳维脉交会穴，阳维主一身之表，维系六阳经经气，风池又为祛风之要穴，有疏利颈部关节的作用，故《甲乙经》曰："颈项不得顾……风池主之。"《针灸大成》记载："风池能治颈项如拔，痛不得顾。"大椎是督脉穴，为诸阳之会，刺之能激发诸阳经经气，通阳活络。天柱因穴位于颈项部而得名，为足太阳膀胱经穴，膀胱与肾相表里，肾主骨生髓通脑，故犹如支柱的天柱穴有上连下贯的作用，既能益气升清，又有滋水涵木、通经活络的作用，是治疗颈部疾病的要穴。肩中俞、肩外俞为手太阳经穴，诸穴疏通局部太阳经气。

2）结合循经取穴：颈椎病是一种病位在颈又可涉及全身的疾病。因途经颈项的经脉不但循行于项背，而且网络四肢，和全身也有密切的关系，故而颈椎病的症状不仅见于项背，也可见周身功能失调的表现。

后溪为八脉交会穴之一，与督脉相通，外关为八脉交会穴之一，与阳维脉相通，以疏调阳气，舒筋通络，活血化瘀。循经取穴与局部用穴远近相配，共奏祛风散寒、舒筋活络、理气止痛之功。

3）辨病取穴与辨证取穴相结合：按西医分型辨证取穴治疗，根据X线片或CT提示的颈椎病变部位及临床症状，单纯选取相应的夹脊穴进行针刺，或根据病变部位和神经节段理论选取相应夹脊穴。从其局部位置考虑，颈夹脊穴为邻近椎动脉的体表投影，其下都有相应的椎骨下方发出的脊神经后支，亦是颈椎负重最大、最易劳损的部位，为颈椎病的常见颈肌紧张部位，故取之可缓解颈肌痉挛，并可协助恢复颈部生物力学平衡，而减轻对神经根、脊髓、椎动脉、交感神经等造成的压迫或刺激，改善颈部的微循环状态，对毛细血管的通透性有调整作用，改善组织缺血缺氧状态，以达疏通经络、舒筋止痛之功。

4）双侧用穴：双侧取穴的特点是根据颈椎的解剖生理特点。颈椎节段失稳发生于颈椎病的早期并持续一段时间，而颈部软组织（包括肌肉）是维持颈椎生理弧度和颈椎稳定性的重要保证，它们的异常必然导致颈椎节段的不稳和颈椎生理弧度的改变。而颈椎有左右侧对称的特点，故其稳定性要靠颈部双侧力学的平衡来完成。所以，虽然临床有椎间盘突向一侧或一侧椎间关节增生的病例，但依据中医学“治病必求其本”的原则，其病位是在两侧，取颈部的双侧穴位有助于纠正被打破的力学平衡，这与中医阴阳平衡、左右经络之气相通的观点是一致的。

(2)辨证加减。因途经颈项的经脉不但循行于项背，网络四肢，和脏腑也有密切的关系。故而颈椎病的症状不仅见于项背、四肢，也可内涉脏腑，出现脏腑功能失调的表现。

风寒湿者加风门、风府祛风散寒、除湿通络。气滞血瘀者加膈俞、条口活血化瘀、通络止痛。痰湿阻络者加丰隆、脾俞化痰祛湿、通络止痛。肝肾不足者加肝俞、肾俞、养老、太溪补益肝肾、养筋强骨。气血亏虚者加肝俞、脾俞、足三里补益气血、荣养经筋。

(3)对症及其他选穴。根据压痛点所在取阿是穴、天宗，疏通经气，活络止痛；上肢及手指麻痛甚者加曲池、合谷，外关疏通经络、调理气血；头晕、头痛、目眩者加百会、风池、太阳穴祛风醒脑、明目止痛；恶心、呕吐加天突、内关调理胃肠。

操作提示：局部穴位用平补平泻法，间歇行针。远部各穴用提插捻转法，根据证候的虚实施行补泻手法。根据病变部位选取相应颈夹脊穴，操作时患者正坐，微低头，以 30 号 1.5～2 寸毫针，从夹脊穴 75°或旁开夹脊穴 0.5 寸以 45°向颈椎斜刺，有抵触感时，上提少许行针得气后，平补平泻，使针感向项、肩臂部传导。大椎穴直刺 1～1.5 寸得气后，将针稍提使针尖向患侧斜刺，行平补平泻，使针感向肩臂传导。肩井穴，以左手拇指、食指、中指提捏起肩井穴，右手直刺得气后，微向颈部斜刺，使针感向项部传导。肝俞、肾俞、足三里行捻转补法，余各穴行捻转泻法。每次留针 10～15 分钟。每日或隔日 1 次，10 次为 1 个疗程。

3 拔罐如何治疗颈椎病

(1)拔火罐治疗颈椎病的作用：

1)负压作用：国内外学者研究发现人体在火罐负压吸拔的时候，皮肤表面有大量气泡溢出，从而加强局部组织的气体交换。通过检查也观察到：负压使局部的毛细血管通透性发生变化和毛细血管破裂，少量血液进入组织间隙，从而产生瘀血，红细胞受到破坏，血红蛋白释出，出现自家溶血现象。在机体自我调整中产生行气活血、舒筋活络、消肿止痛、祛风除湿等功效，起到一种良性刺激，促使其恢复正常功能。

2）温热作用：拔罐法对局部皮肤有温热刺激作用，以大火罐、水罐、药罐最明显。温热刺激能使血管扩张，促进以局部为主的血液循环，改善充血状态，加强新陈代谢，使体内的废物、毒素加速排出，改变局部组织的营养状态，增强血管壁通透性，增强白细胞和网状细胞的吞噬活力，增强局部耐受性和机体的抵抗力，起到温经散寒、清热解毒等作用，从而达到促使疾病好转的目的。

3）调节作用：拔罐法的调节作用是建立在负压或温热作用的基础之上的。首先是对神经系统的调节作用，由于给予机体一系列良性刺激，作用于神经系统末梢的感受器，经向心性传导，达到大脑皮层。加之拔罐法对局部皮肤的温热刺激，通过皮肤感受器和血管感受器的反射途径传到中枢神经系统，从而产生反射性兴奋，借以调节大脑皮层的兴奋与抑制过程，使之趋于平衡。并加强大脑皮层对身体各部分的调节功能，使患部皮肤相应的组织代谢旺盛，促使机体恢复功能，阴阳失衡得以调整，使疾病逐渐痊愈。

（2）颈椎病拔罐治疗的注意事项：虽然拔火罐看起来操作简单，但是在操作前还应懂得一些注意事项，具体的有以下几个方面：

1）体位选择：患者要有舒适的体位，应根据不同部位选择不同口径的火罐。注意选择肌肉丰满、富有弹性、没毛发和骨骼凹凸的部位，以防掉罐。拔罐动作要做到稳、准、快。

2）拔罐禁忌：皮肤有溃疡、水肿及大血管的部位不宜拔罐；高热抽搐者，不宜拔罐；有自发性出血和损伤性出血不止的患者，不宜拔罐。

3）意外处理：在拔罐过程中如出现烫伤，小水疱可不必处理，任其自然吸收；如疱较大或皮肤有破损，应先用消毒针刺破水疱，放出水液，或用注射器抽出水液，然后涂以龙胆紫药水，并以纱布包敷，保护创口。

(3)颈椎病的火罐疗法处方：

1)【取穴】颈部压痛点或阳性反应物，即疼痛点。

【功能】舒筋活血。

【主治】颈椎病在进行颈椎病的自我治疗时可根据各人病情不同进行选择。

【操作】于局部拔火罐1～2只，以罐下皮肤紫红为度，每日1次，10次为1个疗程，2个疗程间隔3天。

【注意】针罐可合用，先针刺，起针后或带针拔罐。拔罐后可行局部按摩。

2)【穴位】以颈椎棘突主要痛点为主穴，配以天宗、肩井及阿是穴。

【功能】舒筋活血。

【主治】颈椎病。在进行颈椎病的自我治疗时可根据各人病情不同进行选择。

【操作】用披针直入深至骨膜，一般不超过5毫米，针拔出后有少量血液溢出。然后在针处加拔火罐，去罐后可进行局部按摩和头部旋转运动。每3～5天1次，10次为1个疗程，疗程之间休息数日。

【注意】用披针治疗需临床专科医生进行，并注意消毒。

3)【取穴】取风池、大杼、风门为主穴，配穴为天宗、肩井、肩髎、曲池等。

【药物】艾叶、杜仲、防风、麻黄、木瓜、辣椒、土鳖虫、羌活、苍术、独活、苏木、红花、桃仁、透骨草、千年健、海桐皮各10克，乳香、没药各5克，用布包裹后水煎制成。

【功能】舒筋活血。

【主治】颈椎病。在进行颈椎病的自我治疗时可根据各人病情不同进行选择。

【操作】将不同口径的竹管加工后放在煮沸的药水锅内2～5分钟后，取出并甩净，迅速放置在选定的部位上，牢固吸住皮肤。7～8分钟后取下，局部皮肤即出现充血或瘀血。根据病情，每日或隔日治疗1次，10次为1个疗程。

4)【取穴】下风池(风池下五分)、大杼、风门、肩宗、肩井、曲池。

【药物】艾叶、防风、杜仲、麻黄、木瓜、川椒、穿山甲、土鳖虫、羌活、苍术、独活、苏木、红花、桃仁、透骨草、千年健、海桐皮各14克，乳香、没药各5克。

【功能】舒筋活络。

【主治】颈椎病。在进行颈椎病的自我治疗时可根据各人病情不同进行选择。

【操作】将加工成不同口径的竹管放在煮沸的药水锅内，2～3分钟后取出，并把管内药水甩净，迅速放在患部穴位上，可牢固吸住皮肤。7～8分钟后取下，局部皮肤出现充血或瘀血。在颈椎病的自我治疗时据病情每日或隔日1次，10次为1个疗程。

【注意】根据病情，可选用不同药物。由于留管时间长引起的小水疱，不需处理，但要防止感染。大水疱需用针刺破，放出疱内液体，涂以龙胆紫药水，覆盖消毒敷料。

4 刮痧如何治疗颈椎病

(1)什么是刮痧？刮痧，是用刮痧板蘸刮痧油反复刮动，摩擦患者某处皮肤，以治疗疾病的一种方法。刮痧，就是利用刮痧器具，刮拭经络穴位，通过良性刺激，充分发挥营卫之气的作用，使经络穴位处充血，改善局部微循环，祛除邪气，疏通经络，舒筋理气，祛风散寒，清热除湿，活血化瘀，消肿止痛，以增强机体自身潜在的抗病能力和免疫机能，从而达到扶正祛邪、防病治病的作用。

(2)哪些颈椎病患者不适合刮痧？

1)患有皮肤溃疡等皮肤病：因为刮痧要刮皮肤表层，若有溃疡，容易破裂感染，加重病情。

2)患有血友病或白血病：由于刮痧会使局部充血，血小板少者应慎刮。

3)需要刮痧的部位有外伤：比如手臂挫伤、背部破皮或腿部骨折等。

4)孕妇：特别是腹部、腰骶部等部位不能刮痧，否则容易引起流产。

5)心力衰竭、肾功能衰竭、肝硬化腹水或全身重度浮肿等患者:这些人刮痧易对身体造成更大的伤害。

6)下肢静脉曲张患者:此类人群最好不刮痧,若要刮痧也应谨慎,刮拭方向应从下向上,手法尽量放轻。

(3)颈椎病刮痧注意事项有哪些?

1)明确疾病诊断,制订刮痧治疗方案。

2)疲劳者需休息一会儿后,再进行刮痧。

3)刮痧过程中要消耗水分,所以在刮痧治疗前可先饮一杯水。

4)刮痧体位既要使患者舒适,又便于操作者操作。

5)充分暴露操作部位,并做好皮肤清洁工作。

6)备好刮痧用具,要注意消毒工作,最好一人一板,如无条件,每刮一人必须将刮痧板清洗干净。

(4)颈椎病的刮痧治疗方法。

1)治疗颈椎病的刮痧方法一:

【取穴】风池、天柱、大椎、肩井、天宗、大杼、膈俞、肾俞、肩髎、曲池、列缺、合谷穴。

【操作】对局部皮肤进行常规消毒,再涂上刮痧油,用刮痧板以45°角向一个方向刮拭,刮至局部出现痧痕。操作时应先上后下,先躯干后四肢。

2)治疗颈椎病的刮痧方法二:

【取穴】头颈部:百会、风池、哑门、百劳、大椎穴。背部:肩井、天宗、肺俞、心俞。上肢部:肩髃、曲池、手三里、外关。下肢部:足三里、丰隆、条口、阳陵泉。

【操作】对局部皮肤进行常规消毒后,涂上刮痧油,用刮痧板以45°角向一个方向刮拭,至出现痧痕。操作时应先上后下,先躯干后四肢。

3)治疗颈椎病的刮痧方法三:

【取穴】风池、脾俞、肝俞穴。

【操作】患者取俯卧位,对局部皮肤进行清洁后,用刮痧板蘸刮痧介质以泻法刮拭所选穴位处,先刮风池,再刮背部,至局部皮肤潮红为度。每周2次。

【主治】椎动脉型颈椎病。

4)治疗颈椎病的刮痧方法四:

【取穴】脊柱两侧、肩上区、夹脊(颈$_4$至胸$_5$)、肩胛区、肩胛冈区、颈侧区、肘弯区、臂前区、臂后区、臂外侧区、臂内侧区、肘前侧区。

【操作】先在脊柱两侧(从颈$_1$至骶椎)轻刮3行,肩上区、颈侧区轻刮1～3行,均至出现潮红为止,并重点刮夹脊(颈$_4$至胸$_5$)5行,至出现痧痕为止。再刮肩胛区、肩胛冈区,然后刮臂前区、臂后区、臂内侧区、臂外侧区、肘弯区、肘前侧区,每日1次,10次为1个疗程。

5)治疗颈椎病的刮痧方法五:

【取穴】背部夹脊、肝俞、肾俞、悬钟穴。

【操作】患者取俯卧位,对局部皮肤进行清洁后,用刮痧板蘸刮痧介质以补法刮拭所选穴位处,先刮背部穴,再刮下肢悬钟穴。至局部皮肤潮红,或以患者能够耐受为度。每周2次。

【主治】脊髓型颈椎病。

6)治疗颈椎病的刮痧方法六:

【取穴】风池、肩井、天柱、大椎穴。

【操作】对局部皮肤进行常规消毒后,涂上刮痧油,用刮痧板以45°角向一个方向刮拭,至出现痧点为止。

7)治疗颈椎病的刮痧方法七:

【取穴】肩井、手阳明大肠经上肢循行线。

【操作】患者取坐位,对局部皮肤进行清洁后,用刮痧板蘸刮痧介质以泻法刮拭所选穴位处,先刮肩井,再刮上肢,至局部皮肤潮红为度。每周2次。

【主治】神经根型颈椎病。

8)治疗颈椎病的刮痧方法八:

【取穴】①组:风池、肩井、天柱、天宗、大杼、膈俞、肾俞、大椎穴。②组:曲池、列缺、合谷穴。

【配穴】经脉闭阻者加颈椎夹脊穴、昆仑穴;气滞血瘀者加血海、三阴交、极泉穴;肝肾不足者加颈椎夹脊穴、完骨、太溪、太冲、三阴交穴。

【操作】对局部皮肤进行常规消毒后,涂上刮痧油,先刮①组穴,再刮②组穴，均至出现痧痕为止。随症加刮配穴，其中极泉穴以针点刺，不刮。每日 1 次。

9）治疗颈椎病的刮痧方法九：

【取穴】风池、颈夹脊、大椎、肩井穴。

【操作】患者取坐位，对局部皮肤进行清洁后，用刮痧板蘸刮痧介质刮拭所选穴位处，至局部皮肤出现痧点为度。每周 2 次。

【主治】颈型颈椎病。

10）治疗颈椎病的刮痧方法十：

【取穴】①组：阿是穴（在病变椎体周围寻找压痛点或阳性反应物）。②组：颈$_{4\sim7}$及其两侧（含大椎穴）、肩井穴。

【配穴】虚证者加肾俞穴。

【操作】对局部皮肤进行常规消毒后，涂上刮痧油，先刮①组，重刮至出现痧痕为止，然后拔火罐，留罐 10～15 分钟，再刮②组穴，手法力度中等。配穴轻刮。每隔 3 天 1 次。10 次为 1 个疗程。

11）治疗颈椎病的刮痧方法十一：

【取穴】心俞、脾俞、胃俞、足三里穴。

【操作】患者取俯卧位，对局部皮肤进行清洁后，用刮痧板蘸刮痧介质刮拭所选穴位处，先刮背俞穴，再刮下肢足三里，至局部皮肤潮红为度。每周 2 次。

【主治】交感型颈椎病。

12）治疗颈椎病的刮痧方法十二：

【取穴】以督脉、手足太阳经、手足少阳经为主，路线分主线和配线，主线有风府→身柱、风池→肩井。配线有天柱→膈俞、大椎→巨骨、肩中俞→膈俞。重点穴位有风池、百劳、肩井、肩中俞、肩外俞、曲垣、天宗及阿是穴。

【操作】刮痧时，一般主线为必刮线，再根据酸痛所在部位选取相应的配线。先对局部皮肤进行常规消毒，涂刮痧油，用水牛角刮痧板与皮肤成 45°角，由上而下，先主线后配线，先中线后旁线，刮拭力量以患者可耐受为宜。先轻后重，缓缓而行，刮至皮肤明显见痧，即皮肤出现红色粒状、片状潮红、紫红色或暗红色的血斑、血疱即可，酸痛处及风池、百劳、肩井、肩中俞、肩外俞、曲垣、天宗等可重点刮拭。从痧斑中寻找紫红色或暗红色的血斑或血疱，常规消毒，用三棱针刺破皮肤，每次3～5个，然后用闪火法在其上拔罐，留罐10分钟，可有瘀血拔出。每隔5～7天1次，也可待痧退后再治疗。

13)治疗颈椎病的刮痧方法十三：

【取穴】风府至大椎、风池至肩井。

【操作】患者取坐位，对局部皮肤进行清洁后，用刮痧板蘸刮痧介质刮拭所选穴位处，力度稍大，至局部皮肤出现痧点为度。每周2次。

【主治】颈椎病颈强、项痛者。

14)治疗颈椎病的刮痧方法十四：

【取穴】复溜、合谷、三阴交、丘墟穴。

【操作】患者取仰卧位，对局部皮肤进行清洁后，用刮痧板蘸刮痧介质刮拭所选穴位处，先刮上肢，再刮下肢，至局部皮肤出现痧痕为度。每周2次。

【主治】颈椎病自主神经功能失调者。

15)治疗颈椎病的刮痧方法十五：

【取穴】心俞、膈俞、神门、太冲穴。

【操作】患者取俯卧位，对局部皮肤进行清洁后，用刮痧板蘸刮痧介质刮拭心俞、膈俞，力度适中，至局部皮肤出现痧点为度。患者改仰卧位，用同样方法刮拭上肢神门穴和下肢太冲穴。每周2次。

【主治】颈椎病引起的心烦。

16)治疗颈椎病的刮痧方法十六：

【取穴】百会、风池、风府、大椎、天柱、肩井、颈部华佗夹脊穴。

【操作】患者取俯卧位，在刮痧部位涂抹适量刮痧用活血剂或润滑油，用刮痧板圆钝侧以45°角，平面朝下，先在百会、风池、风府、天柱位置点按，待出现酸、麻、胀、痛感时再由百会向下刮拭至风府、天柱，再向两侧刮拭至风池，同时点按大椎和肩井穴，再由风池向下（即颈部华佗夹脊穴），由内向外、由大椎向肩井左右反复刮拭，刮拭面尽量拉长，用力均匀适中，以皮肤稍感不适、不感疼痛为度。再每穴反复刮10～20次（或每部位1～2分钟），以出现斑点或痧斑，或患者感到疼痛为度。5～7天1次，4次为1个疗程。疗程间休息1周。

17)治疗颈椎病的刮痧方法十七：

【取穴】肾俞、命门、阳陵泉、飞扬穴。

【操作】患者取俯卧位，对局部皮肤进行清洁后，用刮痧板蘸刮痧介质以补法刮拭肾俞、命门穴处，至局部皮肤出现痧痕为度。患者改为侧卧位，以同法刮拭阳陵泉、飞扬穴处。每周2次。

【主治】颈椎病下肢麻痹、酸痛无力者。

5　艾灸怎样治疗颈椎病

(1)什么是艾灸疗法？艾灸疗法是中医传统外治方法之一，其原理是以艾绒为主要材料制成的艾炷或艾条，点燃后在体表的一定穴位或部位熏灼，给人体以温热性刺激，以防治疾病的一种治疗保健方法。

(2)艾灸疗法有什么作用？艾灸疗法通常与针刺疗法并称为针灸，是针灸学的重要组成部分。艾灸可以弥补针刺之不足，治疗针刺效果较差的某些病证，或结合针法应用，以提高临床疗效。而且，艾灸疗法通过艾灸的温热刺激和药力作用等，能激发人体脏腑经络功能，调整机体阴阳气血的运行，具有调和阴阳气血、补虚泻实、扶正祛邪、温通经络、祛风散寒、行气活血、舒筋通脉、消肿止痛及延缓衰老、强身益寿等作用。

(3)艾灸疗法对于颈椎病有什么治疗作用？颈椎病患者通过适宜的艾灸，可起到疏通经络、温经散寒、行气活血、化瘀止痛的作用，有效改善和消除颈椎病患者颈项肩背部酸沉麻木、疼痛不适、头晕头痛等症状，促使颈椎病患者顺利康复。

(4)颈椎病的艾灸疗法。适用于艾灸的颈椎病的临床表现：呈慢性发病，多数患者渐渐感到肩、臂、手的疼痛、麻木，头痛头晕，颈部僵硬，甚至握力减弱，肌肉萎缩，也可出现下肢无力或二便失常。颈肩或上肢活动功能受限，病变棘突及患侧肩胛内上角常有压痛，可扪及条索状硬结。

1)常坐不动，颈椎有压力，长久下来，会引发颈椎病。(例如：整天坐在办公室里的上班族，晚上在家看电视的时候)

2)压力大的时候，颈部的肌肉处于紧张状态，这会导致颈部疼痛和僵硬。

【灸法一】取穴：颈夹脊、风池穴。

操作手法：采用温灸器灸法，每穴灸 3～5 分钟，每日 1 次，10 次为 1 个疗程。

【灸法二】取穴：颈夹脊、风池、肩井、大椎、阿是穴。

操作手法：采用温灸器、艾灸棒灸法，将艾条一端点燃，将燃端放入温灸棒或温灸器中，在颈部来回熨烫，直至施灸部位发红为止，每日 1～2 次，每次约 30 分钟，7 次为 1 个疗程。

6 颈椎病可以按摩吗

颈椎病是可以按摩的。颈椎按摩即是通过采用适当的按摩手法，刺激人体的特定部位，以疏通经络、运行气血，从而达到预防颈椎病或促使患者颈椎康复目的的治疗方法。在颈椎病的保守治疗中，颈椎按摩是非常重要的一种治疗方法。

7 按摩对于颈椎病有哪些治疗作用

按摩对颈椎病的治疗作用为：

(1)疏通脉络，止痛止麻。

(2)加宽椎间隙，扩大椎间孔，整复椎体滑脱，解除神经压迫。

(3)松解神经根及软组织粘连，缓解症状。

(4)缓解肌肉紧张，恢复颈椎活动。

8 颈椎病的按摩方法有哪些

根据临床中患者病情的不同以及患者个体耐受力的差异，常用的治疗颈椎病的按摩方法有以下几种：

(1)颈部推法：取坐位，医者立于其后，用小鱼际自颈上部向肩部推；再用双手拇指自肩井穴向风池穴推，以局部有酸胀感、皮肤发热发红为度。

(2)颈部拿法:取坐位,医者立于其后,用双手提拿颈后及颈两侧肌肉,双手交替用力,即左手提拿时,右手放松;右手提拿时,左手放松,反复操作3分钟。

(3)颈部揉捏法:取坐位,医者立于其后,用双手拇指或小鱼际上下来回揉捏颈部两侧及肩、上肢肌肉5分钟。

(4)颈部提转法:取坐位,医者立于其后,用一手托其下颌,一手托其后枕部,慢慢左右旋转并用力上提,听到弹响声后,按摩颈部,放松椎旁肌肉。

(5)颈部侧屈法:取坐位,两上肢反抱于背后,医者立于其后,两手掌侧小鱼际贴于其颈部两侧,然后双手交替着力,使头部向左、向右侧屈运动,反复进行10次。

(6)按肩扳头法:取坐位,双上肢反抱于背后,家人立于其后,左手按其右肩,右手置于其头顶,用力将头颈部向右侧扳动。然后用同法,右手按其左肩,左手置于其头顶,用力将头向左侧扳。两侧交替操作,每侧10次。

(7)理筋法:取坐位,患侧上肢外展,用双手拇指指腹从肩峰沿上肢外侧肌肉分理拨离至腕关节;然后用抖法抖动其上肢2分钟。

9 颈型颈椎病的操作要领有哪些

按摩操作:患者取坐位,用握拳滚法松解颈项部三线,风池→肩井、风府→大椎、冈上肌以及背部竖脊肌。一指禅推痛点,推按风池、大椎,按揉颈项部两侧大筋,由上而下数遍。摇颈椎,拔伸颈椎。直擦颈项部项韧带以及两侧肌肉,以透热为度。每日1次,每次30分钟。

随症加减:颈部肌肉可触及痉挛的肌腹,常配合按揉风池、天鼎、天柱、天宗及颈椎棘突旁压痛点,拿风池,拿颈项,拿肩井以提高镇痛解痉作用。

10 神经根型颈椎病的操作要领有哪些

按摩操作:患者坐位,用侧滚法松解颈椎旁肌肉,用一指禅推颈项部三线,风池→肩井、风府→大椎。用侧攘法施于患肢至麻木手指部。推按风池、大椎,点按患侧肩井、臂臑、曲池、合谷。颈项部拔伸法,拿上肢,拿肩部(三角肌)→上臂(肱二头肌、肱三头肌)→前臂(伸肌群、屈肌群)。捻、理、拔手指。搓、抖肩与患肢。直擦颈项部项韧带以及两侧肌肉,以透热为度。每日 1 次,每次 30 分钟。

随症加减:如果患者颈椎棘突偏外,在以上手法完成后,患者前屈颈部至适当角度,一般上位颈椎前屈幅度小,下位颈椎前屈幅度大,可先以一手拇指触摸于应复位的颈椎棘突,令患者颈部前屈,当前屈幅度逐渐增大时,该棘突会向上滑动,即令患者停止,并保持此幅度。医生以一手拇指抵按错位棘突,另一上肢肘部托住患者下颌,前臂环绕面部颞部,再用手按住患者枕部向上牵引,同时向患侧旋转,使椎间关节整复。整复的标志应以拇指接触的棘突错动为准,弹响不应作为整复的标志。上肢痛麻者,应于患肢施以拿捏法、指揉法,指揉方向应沿桡神经或尺神经走行方向,同时可点按臂臑、曲池、合谷、手三里、内关、外关等穴,并以食指、中指、环指、小指四指拿捏极泉 2～3 次,配以手指的揉法、捻法、拔伸法。

11 椎动脉型颈椎病手法如何操作

按摩操作:患者取坐位,用握拳滚法松解颈项部三线,风池→肩井、风府→大椎、冈上肌以及背部竖脊肌。一指禅偏峰推印堂→神庭、前额至左右太阳。大鱼际揉前额以及左右太阳。大拇指按印堂→百会,分按前额。扫散法施于头部两侧颞部,分、合推前额。颈项部拔伸。直擦颈项部项韧带以及两侧肌肉,以透热为度。每日 1 次,每次 30 分钟。

随症加减:恶心、呕吐者,指按揉内关、脾俞、胃俞、足三里等穴。眩晕、耳鸣者,指按揉太阳、攒竹、百会、耳门、听宫、听会、翳风等穴。

偏头痛者，扫散法施治于头之两侧约率谷穴处，指按揉风池、风府、合谷等穴。头晕头痛者，应于颈$_2$棘突至乳突连线中点附近，及两侧枕部寻找痛点，行点按法，并应点按百会、四神聪、角孙、头维、太阳、攒竹、鱼腰等穴，于前额面部行鱼际揉法，于头部行扫散法。

12　交感型颈椎病如何用手法操作

按摩操作：患者坐位，用侧滚法松解颈椎旁肌肉，用一指禅推颈项部三线，风池→肩井、风府→大椎。指揉按人迎、气舍、翳风，按压上下眼眶12次。从太阳穴起，由前向后，用五指拿头的中间、两侧和下部12次。拿风池以及颈项部，由上而下数遍，以酸胀为度。颈项部拔伸。直擦颈项部项韧带以及两侧肌肉，以透热为度。每日1次，每次30分钟。

随症加减：胸闷者，可中指按揉膻中、中府、云门等穴。心悸者，指按揉肺俞、心俞、厥阴俞以及内、外关等穴。有小腿酸胀者，可揉捏小腿三头肌，点按委中、承山穴，提拿跟腱。

13　颈椎按摩注意事项有哪些

按摩颈椎时常需注意以下几个方面：

（1）颈椎病的按摩治疗要根据病情选择适宜的按摩手法，不当的手法操作可能会带来极大的危害性。尤其是脊髓型颈椎病患者，按摩治疗前要明确诊断，要密切观察按摩反应。

（2）按摩手法刺激量的大小因人而异，并非越大越好。因为颈椎病患者大多数为中老年人，体质较弱。在手法治疗时，应注意性别、年龄差异。如男性体强力大，耐受力较强，手法宜稍重；女性体质弱，耐受力较差，手法宜稍轻；老年人气血虚弱，肌肉无力，血管硬化，多骨质疏松，手法宜柔和、轻巧、准确，力到患部；年轻人则血旺气足，手法宜沉稳、准确，力到患部深处。

（3）对于颈椎骨关节错位的患者，手法整复更要轻巧、准确。

（4）治疗的同时注意患者脉搏的变化和呼吸的强弱快慢，一旦患者有不适反应，应立即停止手法并采取积极措施。

14 按摩适用于所有的颈椎病吗

按摩虽然可以缓解颈部的不适感，但是并不是所有的颈椎病都适合按摩治疗。对于脊髓型颈椎病和食管型颈椎病，有些患者推拿按摩却达不到治疗的目的，相反，如果手法过重，还可加重原有的症状。特别是脊髓型颈椎病患者，由于各种原因引起颈椎管的管径变小而使脊髓受到压迫，脊髓在椎管内的缓冲间隙缩小，手法不当，能使脊髓受到短暂的剧烈撞击，造成患者的即刻瘫痪，此种情况，临床时有出现，严重的可造成患者终身的高位截瘫。对食管型颈椎病，按摩推拿也不能减轻食管的压迫。故脊髓型颈椎病和食管型颈椎病按摩手法应慎重，或由有丰富临床经验的医生操作。必要时可考虑手术治疗。

15 封闭疗法能治疗颈椎病吗

由于颈椎病的主要症状之一是疼痛，甚至会因为疼痛难忍而影响睡眠，不得不用止痛药物来缓解。在临床上也可以用封闭疗法来缓解疼痛症状。封闭疗法对颈椎病的治疗效果明显，封闭是把药物在最短时间内注入最需要的病灶处。只要封闭部位准确，就可以马上达到止痛的目的。因此，对于颈椎病是可以应用封闭疗法治疗的。

16 封闭疗法有什么作用

封闭疗法的主要作用：阻止颈肩部病理反射过程的发生或发展，消除传向神经系统的病理冲动的来源，消除颈肩部肌肉痉挛及其所引起的疼痛，保护神经系统，恢复颈部正常功能，改善肌肉营养状况，促进血液循环。

17 如何进行颈椎病的封闭治疗

一般的封闭疗法是在穴位或局部压痛最明显处，选用1%普鲁卡因3～5毫升注射，可减轻疼痛症状。但这种方法对神经根型或脊髓型的疼痛，则很难取得明显的效果。封闭选用的药液，除糖皮质激素、普鲁卡因外，B族维生素、葡萄糖液、中药针剂等也较为常用。治疗效果一般较好。

18 颈椎病的食疗方有哪些

(1)川芎白芷炖鱼头。川芎15克，白芷15克，鳙鱼头1个，生姜、葱、盐、料酒各适量。川芎、白芷分别切片，与洗净的鳙鱼头一起放入锅内，加姜、葱、盐、料酒、水各适量，先用武火烧沸后，改用文火炖熟。佐餐食用，每日1次。可祛风散寒，活血通络。

(2)天麻炖鱼头。天麻10克，鲜鳙鱼头1个，生姜3片。天麻、鳙鱼头、生姜放炖盅内，加清水适量，隔水炖熟，调味即可。可补益肝肾，祛风通络。适用于颈动脉型颈椎病。

(3)葛根煲猪脊骨。葛根30克，猪脊骨500克。葛根去皮切片，猪脊骨切段，共放锅内加清水适量煲汤。饮汤食肉，常用有效。可益气养阴，舒筋活络。适用于神经根型颈椎病。

(4)桑枝煲鸡。老桑枝60克，母鸡1只(约1 000克)，食盐少许。鸡洗净，切块，与老桑枝同放锅内，加适量水煲汤，调味，饮汤食鸡肉。可补肾精，通经络。适用于神经根型颈椎病。

(5)生姜粥。粳米50克，生姜5片，连须葱数根，米醋适量。生姜捣烂与米同煮，粥将熟加葱、醋，佐餐服食，可祛风散寒，适用于太阳经腧不利型颈椎病。

(6)川乌粥。生川乌12克，香米50克，慢火熬熟，下姜汁1茶匙，蜂蜜3大匙，搅匀，空腹啜服，可散寒通痹，适用于经络痹阻型颈椎病。

(7)杭芍桃仁粥。杭白芍20克，桃仁15克，粳米60克。先将白芍水煎取液500毫升，再把桃仁洗净捣烂如泥，加水研汁去渣，二汁液同粳米煮熟。饮此粥可活血，养血，通络，适用于气滞血瘀型颈椎病。

(8)葛根五加粥。葛根、薏苡仁、粳米各50克，刺五加15克。所有原料洗净，葛根切碎，刺五加先煎取汁，与余料同放锅中，加水适量。武火煮沸，文火熬成粥，加冰糖适量，调味食用。可祛风，除湿，止痛。适用于风寒湿痹阻型颈椎病。

(9)木瓜陈皮粥。木瓜、陈皮、丝瓜络、川贝母各10克，粳米50克。将原料洗净，木瓜、陈皮、丝瓜络先煎，去渣取汁，加入川贝母(切碎)，加冰糖适量即成。可化痰，除湿，通络。适用于痰湿阻络型颈椎病。

(10)参芪桂圆粥。党参、黄芪、桂圆肉、枸杞子各20克，粳米50克。将原料洗净，党参、黄芪切碎先煎取汁，加水适量煮沸，加入桂圆肉、枸杞子及粳米，文火煮成粥，加适量白糖即可。可补气养血。适用于气血亏虚型颈椎病。

(11)参枣粥。人参3克，粳米50克，大枣15克。将人参粉碎成细粉，米、枣洗净后入锅，加水适量，武火煮沸，文火熬成粥，再调入人参粉及白糖适量。可补益气血。适用于气血亏虚型颈椎病。

(12)薏苡仁赤豆汤。薏苡仁、赤豆各50克，山药15克，梨(去皮)200克。将所有原料洗净，加水适量，武火煮沸后文火煎，加冰糖适量即可。可化痰除湿。适用于痰湿阻络型颈椎病。

(13)姜葱羊肉汤。羊肉100克，大葱30克，生姜15克，大枣5枚，红醋30克。所有原料加水适量，做汤1碗，日食1次。可益气，散寒，通络。适用于经络痹阻型颈椎病。

19 颈椎病的药茶有哪些

(1)决明子茶。配方：决明子2～3克，少许茶叶。

用法：将上药以开水冲泡，频频饮用。

(2)木瓜茶。配方：木瓜15～20克，南五加12克，炙甘草6克。

用法：上药加水500毫升，煎煮15分钟后便可饮服，药汁饮尽后，再以沸水冲泡。代茶饮用，每日 1 剂。

功效：舒筋活络，和胃化湿。

适应证：适用于因湿邪引起的骨节疼痛、四肢拘挛、颈部不适等。

(3)独活茶。配方：独活 20 克。

用法：将上药以水煎煮。代茶饮用。

功效：祛风散寒利湿。

适应证：适用于神经根型颈椎病。

(4)苦丁茶。配方：枸骨叶 500 克，苦丁茶叶 500 克。

用法：将枸骨叶与茶叶各等分，共研粗末，用滤泡袋分装，每袋 4 克。每日 2 次，每次 1 袋，以沸水冲泡 10 分钟，温服。

功效：祛风活血，舒筋止痛，养阴清热，生津止渴。

适应证：适用于风湿痹痛、跌打损伤、颈部不适等。

20 颈椎病的药酒有哪些

(1)内服药酒：

1)风伤酊：

原料制法：上骨片 5 克，蛤蚧(去头爪)10 克，蕲蛇(去头)30 克，白酒 600 毫升。上药入酒中浸泡 7 天，去渣过滤，贮瓶备用。每次服 10～20 毫升，1 日 3 次，15 天为 1 个疗程，间隔 7～10 天继服第 2 个疗程，一般 2～3 个疗程自愈。

功效主治：祛风，通络，止痛。适用于神经根型颈椎病。

2)茄皮鹿角酒：

原料制法：茄皮 120 克，鹿角霜 60 克。上药以烧酒适量(约 500 毫升)浸泡 10 天，去渣过滤，加红砂糖适量，1 日 2～3 次，适量饮服。

功效主治：补肝肾，祛风寒。适用于颈椎病之肝肾亏虚者。

3)追风药酒：

原料制法：制川乌 50 克，制草乌 50 克，薄荷 50 克，炮干姜 50 克，当归 50 克，淡竹叶 50 克，陈皮 50 克，甘草 50 克。市售成药，口服 1 次 15 毫升，1 日 1～2 次，温服。

功效主治：祛风散寒，舒筋活络。用于颈椎病肢体麻木、筋骨疼痛及风寒湿痹等。

4)独活寄生酒：

原料制法：独活 30 克，桑寄生 20 克，秦艽 30 克，防风 20 克，细辛 12 克，当归 50 克，白芍 30 克，川芎 20 克，生地黄 150 克，杜仲 50 克，牛膝 15 克。上药捣碎置于净瓶中，用醇酒 1.5 千克浸泡，密封瓶口，经 14 天后开取，去渣备用。不拘时，随量饮用。

功效主治：益肝肾，补气血，祛风湿，止痹痛。用于治疗颈椎病肢体麻木、疼痛。

5)牛膝附子酒：

原料制法：牛膝 15 克，秦艽 15 克，天冬 15 克，薏苡仁 5 克，独活 10 克，细辛 10 克，制附子 10 克，巴戟天 10 克，五加皮 15 克，肉桂 10 克，杜仲 15 克，石楠叶 10 克。将细辛炙后，上药共捣细，用 1 千克清酒浸于净瓶中，冬 10 天、春 7 天、秋 5 天、夏 3 天后开封，去渣备用。每次服 15 毫升，渐加至 25 毫升。每日 3 次，早、午、晚各服 1 次。

功效主治：散寒祛风，舒筋活血，温经止痛。用于颈椎病手臂麻木不仁、肌肉酸痛。

6)乌梢蛇酒：

原料制法：乌梢蛇 1 条，将蛇置净瓶中用好酒 500 克浸 3～4 天，即成药酒。或用乌梢蛇肉 1 条，袋盛，酒曲适量置于缸底，糯米饭盖之。3～7 天酒熟，去渣将酒收贮瓶中，每次服 1～2 杯，每日 3 次。

功效主治：祛风通络。用于颈椎病肌肤麻木等。

7)牛膝薏苡仁酒：

原料制法：牛膝 30 克，薏苡仁 30 克，酸枣仁 30 克，赤芍 30 克，制附子 30 克，炮姜 30 克，石斛 30 克，柏子仁 30 克，炙甘草 20 克。上药共捣细和匀，用好酒 1 500 毫升浸泡，封口，7 天后开封，取汁去渣，瓶装备用。每次温饮 5～20 毫升，不拘时。

功效主治：祛风散寒除湿。用于颈椎病手臂麻木、疼痛。注意：酒饮尽，即添酒泡药，味薄即止。

(2)外用药酒：

成分：威灵仙 50 克，当归 15 克，细辛 15 克，乳香 15 克，姜黄 15 克，丹参 15 克，白芷 15 克，透骨草 15 克，自然铜 15 克，木瓜 15 克，三七10克，冰片5克，紫草5克，蜈蚣3条。

制法：将上述药材浸泡于2 000毫升75%酒精中，4天后过滤，留取药液备用，过滤后药渣用2 000毫升75%酒精浸泡4天，然后过滤，过滤后药液与前药液混合搅匀。

功效主治：强筋壮骨、舒筋通络。治疗颈椎病引起的颈、肩疼痛，手臂麻木。

21 颈椎病耳穴诊断的原理和方法是什么

从望诊上来看，颈椎穴呈结节状或珠状、条段状高低不平，有症状时呈点状红晕或边缘红色，即“点白边红”的色泽改变；部分患者呈片状增厚、边缘红晕。根据其阳性反应物的部位，可区别颈椎病的病变部位。

从触诊上来看，在颈椎穴可触及结节状或珠状、条段状物，并有明显压痛。此外，肾穴亦可有压痛。根据在颈椎穴触及条索的位置，可推断骨质增生的位置，如在颈椎穴近轮屏切迹处触及条索、结节状物，多提示第3、第4颈椎有骨质增生，而在颈椎穴近胸椎处触及条索时，则多提示第5、第6、第7颈椎骨质增生。

从电测诊断来看，颈椎穴呈强阳性反应，肾穴、内分泌穴呈阳性反应。若指穴同时呈强阳性反应，多提示颈椎病为神经根型。

22 耳穴治疗及操作方法分别有哪些

(1)耳穴按摩法：以双手的拇指和食指指腹部用力按压耳部的颈椎穴、皮质下穴和肩枕穴，疼痛感觉以患者自己能够忍受为度，主要手法以捻按和牵拉手法为主，每捻按5次，配合牵拉3秒钟，整个过程持续1分钟，以耳部出现胀热感为宜，按压次数不限，但每天不应少于10次。

(2)耳穴压豆法：选用质硬而光滑的小粒药物种子或药丸贴压耳穴，以替代耳针。常用的材料可选用王不留行籽、六神丸等。将胶布剪成0.6厘米×0.6厘米大小数块备用。通过耳穴诊断探寻压痛点。

一般颈椎病取穴为神门、颈、肩、风溪，用75%酒精将耳消毒，待干后，左手固定耳郭，右手用镊子夹取粘有压物的胶布对准上述各穴贴敷，并按压数分钟，以获得耳郭发热、发胀、放散感的“针感”。一般每贴压1次，可在上述各穴放置3～7天。贴压期间，患者每日自行按压2～3次，每次每穴1～2分钟，贴压5次为1个疗程。行耳穴压豆法时，应注意防止胶布过敏。夏季多汗时贴压时间不宜过长，冬季耳郭冻疮处不宜贴压。

23 针刀疗法有什么作用

针刀疗法是运用针刀在各类慢性颈椎病的软组织病变部位对粘连、瘢痕、挛缩进行闭合性松解分离；通过松解组织粘连、消除硬结条索、减轻组织压力、改善血液循环、促进炎症消退、加快水肿吸收、解除血管神经卡压，实现治疗目的。

24 针刀治疗颈椎病的理论依据是什么

针刀医学的理论认为：颈椎发病的根本原因是颈椎部位维护关节稳定的椎周软组织（肌肉韧带等）受到急慢性损伤后引起动态平衡失调，由此而造成颈椎部位生物力学平衡失调。其主要发病机制如下：

软组织的急慢性损伤引起组织间的瘢痕、粘连以及挛缩，可刺激、卡压穿行其间的血管、神经而引起症状。

另一方面，粘连、挛缩的椎周组织可牵拉所附着的椎骨，导致力平衡失调，引起颈椎椎体的整体或局部发生位移而产生骨关节的微小移位。

与此同时，这种骨关节的微小移位会使颈椎的生理力线发生偏移，椎体各部位承受的应力会发生改变，在人体自我代偿机制作用下导致骨质增生的发生，这种病理性的骨关节微小移位和变性的软组织会压迫、卡压周围的颈部神经、血管、脊髓，从而产生一系列颈椎病临床症状。

针刀闭合手术一方面可针对椎周软组织病灶内的瘢痕、粘连和挛缩进行松解、剥离以重新恢复椎周软组织的动态平衡；另一方面在此基础上根据颈椎X片所提示的骨关节病理改变，用针刀医学手法进行精确矫正，恢复颈椎的生理力学平衡。

25 针刀疗法治疗颈椎病的要点及操作方法是什么

(1)针刀疗法治疗颈椎病的要点：

1)颈型颈椎病：针刀主要松解肩胛提肌，颈$_2$棘突旁，或颈固定肌群(头、颈夹肌、头、颈半棘肌)。用针刀斜刺术效果好，且安全无痛。

2)椎动脉型颈椎病：针刀主要松解椎枕肌、腱弓、寰枕后膜，颈$_2$关节囊。

3)神经根型颈椎病：针刀主要松解斜角肌、固定肌群、项韧带及颈背筋膜等。

4)脊髓型颈椎病：针刀主要松解颈固定肌群、项韧带、某一压迫节段关节囊，并辅以动态牵引、营养神经药、扩血管药。

5)交感型颈椎病：针刀主要松解斜角肌或针刀触激星状神经节。

(2)针刀疗法治疗颈椎病的操作方法：

1)定点：主要以痛性结节或条索或感应很强的穴位为进针点，多在颈椎横突尖、棘突尖，或旁开1～1.5厘米，或肩胛骨内上角等处，选取3～6个治疗点。

2)定向：一般以垂直颈部皮肤进针，刀口方向应与深层神经、血管和肌纤维走向一致，但当肌纤维的走向与神经、血管的走向不一致时，则刀口方向只能与神经血管走向保持一致，不必考虑肌纤维。

3)加压分离：在进针刀之前，先用拇指指甲按进针方向，用力按压进针点，使其深层的神经、血管向侧方移开，避免进针刀时受到损伤。

4)刺入：针刀紧贴拇指指甲，在加压分离后快速刺入皮肤，进针的同时不断询问患者感觉，如遇患者出现剧痛、触电、窜麻样感觉，应稍退针刀，调整进针方向2毫米，继续进针，直达病变层次。

5)运针：在颈椎病的针刀治疗过程中，常用到以下几种操作方法，纵行剥离法、横行剥离法、切开剥离法、椎间孔扩大法、椎间孔松解法等。一般每次使用 2～3 种操作方法即能达到治疗目的。

26 颈椎病主要有哪些理疗方法

在临床中治疗颈椎病时常采用以下几种物理疗法：电疗法、石蜡疗法、超短波疗法、中药电熨疗法等几种。

27 电疗法的作用原理是什么

电疗法具有止痛、促进局部血液循环的作用。电疗法是利用深部电热作用改善椎管、椎间孔、横突孔内的脊髓、神经根、椎动脉等组织的血液供应，以利于受刺激、压迫的脊髓、神经根、椎动脉等组织恢复。可止痛，促进局部血液循环，改善病灶区缺氧状态，锻炼肌肉功能，使组织间神经纤维水肿减轻，张力下降，同时也具有松解粘连作用，使病理性致痛介质及早清除。对脊髓型和椎动脉型疗效较好。

28 电疗法包括哪几种具体的疗法

电疗法在临床中主要有以下几种常见的方式：

(1)直流电药物离子导入法：药物离子经直流电导入后在皮肤内形成离子堆，其中一部分离子变成原子或分子，保持原来的药物性能，并在局部与组织成分发生化学变化。如碘离子可软化瘢痕，当它从阴极导入时，更加强了阴性软化瘢痕的作用。

(2)“电兴奋”疗法：它采用大剂量的感应电和断续直流电(以患者能耐受度为准)在患部或穴位处做短时间的通电治疗，以达到治疗的目的。凡颈肩痛部位较广泛或有肌肉紧张时均可应用，以解除痉挛，减轻疼痛。对急性患者收效较快，有时可立竿见影。

(3)正弦调制中频电疗法：用低频调制的中频正弦电流治疗疾病的方法，称为正弦调制中频电疗法。主要有止痛、促进局部血液循环、松解粘连、软化瘢痕的作用。

(4)短波电疗法：应用波长为10～100米的高频电磁波作用于人体进行治疗称为短波电疗法。治疗时主要利用高频交变电磁场通过组织时感应产生涡流而引起组织发热，又称为感应透热疗法。治疗作用主要为热效应，这种热作用比传导热或辐射热的作用较深透、均匀，可用于消炎、镇痛。

29 石蜡疗法的主要作用原理是什么

石蜡疗法主要起温热作用和机械压迫作用。石蜡疗法是利用加热后的石蜡敷贴于患处，组织受热后，局部血管扩张，循环加速，细胞通透性增加，有利于组织水肿的消散，血肿吸收。它主要起温热作用和机械压迫作用，此疗法组织受热作用强，时间持久，作用深度可达1厘米，对神经根型颈椎病疗效较好。

(1)温热作用：石蜡具有较大的热容量和较小的导热系数，可以对人体产生较强而持久的温热作用，可使局部毛细血管扩张，促进血液循环，加强细胞的通透性，有利于炎症、水肿的吸收，并能改善皮肤组织营养，加速上皮生长，促进损伤组织的再生和修复。这种温热作用还可以解除颈部肌肉痉挛，缓解疼痛。此外，因为石蜡含有油质，对皮肤起到润泽作用，可加强皮肤的柔软性和弹性，所以，对颈椎病引起的功能活动障碍有一定的疗效。

(2)机械压迫作用：石蜡具有良好的可塑性和黏稠性，能与皮肤紧密接触，在逐渐冷却的过程中，其体积逐渐缩小，可对皮肤及皮下组织产生柔和的机械压迫作用，防止组织内淋巴液和血液渗出，并可促进渗出液的吸收。

30 石蜡疗法治疗颈椎病应如何操作

在采用石蜡疗法治疗颈椎病时，主要的操作步骤和要点如下：

(1)刷蜡法：将石蜡加热到55～65℃，用平毛刷浸蘸石蜡，迅速而均匀地涂抹在治疗部位皮肤上，先涂抹几层，这几层薄蜡迅速冷却后形成一层导热性低的保护层。然后再在保护层外涂刷0.5厘米的石蜡壳;也可用6~8层浸有60~65℃石蜡的纱布或棉垫,稍拧干敷于保护层上,包好。

(2)蜡布法:将浸有石蜡的纱布垫冷却到身体能耐受的温度,放在治疗部位上,然后用油布或胶布盖好,这种方法较适合于家庭治疗。

(3)蜡盘法(蜡饼法):将熔化的石蜡倒入铺有胶布的盘中,厚度为2~3厘米,待表层石蜡冷却凝固后,连同胶布一起取出,翻转贴于治疗部位上,根据治疗部位的形态,将蜡饼塑形,使之与皮肤充分接触,蜡饼的大小依部位不同而异,一般多为30厘米×15厘米或40厘米×20厘米。

(4)蜡袋法:将石蜡装入塑料袋,以代替蜡饼使用的一种方法。

31 超短波疗法的主要作用原理是什么

超短波疗法可以改善局部血液循环、消炎、消肿。超短波疗法是利用其高频电场作用于人体,使患处分子和离子在平行位置振动,相互摩擦产生热效应。

超短波疗法治疗颈椎病的机制:

(1)利用超短波机械振动的压力变化,可以增强细胞膜通透性,提高组织细胞代谢,促进骨痂生长,增强细胞的活力和再生能力。

(2)利用超短波产热作用升高组织温度,可使组织充血,渗透性增高,加强组织细胞的生化反应,改善局部组织血液循环和营养,促进水肿吸收和炎症消散。

(3)超短波能加速或抑制化学反应,使很多酶活化,并使组织酸碱度发生变化,减轻炎症,降低神经兴奋性和传导速度,从而达到缓解或抑制疼痛的目的。

32 如何应用超短波疗法来治疗颈椎病

对于颈椎病患者在进行超短波治疗时,常应用波长7毫米左右的超短波进行治疗。一般用中号电极板两块,分别置于颈后与患肢前臂，或颈后单极放置。急性期无热量，每日 1 次，每次 12～15 分钟；慢性期用微热量，每次 15～20 分钟。10～15 次为 1 个疗程。适用于神经根型（急性期）和脊髓型（脊髓水肿期）颈椎病。

33 中药电熨疗法的原理及用法是什么

中药电熨疗法具有改善神经、关节和肌肉功能的治疗效果。中药电熨疗法是一种在以祛风散寒、活血通经为主的中药热敷基础上，再叠加直流电或低频脉冲电流的方法。它兼有中药熏蒸、温热疗法和低频电疗法的共同治疗作用，故有较好的止痛、消炎，改善神经、关节和肌肉功能的治疗效果，对神经根型、颈型颈椎病效果明显。每日治疗 1 次，每次 15～30 分钟，15～20 次为 1 个疗程。

34 颈交感神经和星状神经节的解剖是什么样的

颈交感神经的性质为交感神经，纤维发自胸上部的侧角细胞。颈交感神经与第 1、第 2 胸神经同出脊髓，然后由该神经分出作为白交通支入第 1、第 2 胸交感节，再循颈交感干上升，随血管分布于脸、眼眶的不随意肌、瞳孔开大肌。有的交感神经纤维成为心加速神经纤维，涎腺分泌纤维，头颈上肢的血管舒缩纤维，颅顶盖、面、颈的竖毛纤维等。

星状神经节为颈$_{7\sim8}$交感神经节与胸$_1$交感神经节融合而成的哑铃状神经节，位于颈 7 与胸$_1$椎体的前外侧，相当于喉环状软骨的平面。其分支为灰色交通支、心脏下神经支，以及向头部及上肢血管去的交感神经。灰交通支通往颈$_{7\sim8}$神经。心脏下神经支经锁骨下静脉后侧与心脏神经丛相连，到血管的分支形成神经丛分布于锁骨下动脉及其分支，到椎动脉的神经丛则沿基底动脉、后脑动脉、小脑动脉分布于颅内。

35 星状神经节注射有什么作用

星状神经节注射主要有中枢和外周两方面作用。

(1)中枢作用是通过调节下丘脑神经中枢，改善神经内分泌功能，促使脑生物胺神经递质的含量正常，从而改善抑郁症状。抑郁症患者神经内分泌功能的变化可能与间脑、下丘脑生物胺 NE 功能障碍有关。通过星状神经节注射，可调节下丘脑一垂体一肾上腺轴(HPA)及下丘脑一垂体一甲状腺轴(HPT)和脑内神经递质的含量。确切机制还待进一步研究。

(2)星状神经节注射的外周作用是由于注射部位的节前和节后纤维的功能受到抑制，分布区内的交感神经纤维支配的心血管运动，腺体分泌，肌肉紧张，支气管收缩及痛觉传导也受到抑制。外周作用常用于治疗头、颈、上肢、肩、心脏和肺部的一些疾病，也广泛用于自主神经功能失调疾病的治疗。

36 交感神经星状神经节的注射方法有哪些

交感神经星状神经节常用的阻滞方法有前入穿刺法、前侧入穿刺法、后入穿刺法等几种。具体分述如下：

(1)前入穿刺法：患者取正坐、头后仰位，或仰卧位且肩背下垫一薄枕使头略后仰。头部向拟阻滞的对侧转45°。先触知环状软骨所在并标记，常规皮肤消毒后，术者左手(戴消毒手套)拇指于环状软骨外侧(穿刺侧)向深部压下，或取胸锁乳突肌前缘，胸锁关节上 2～3 厘米，气管、食管外侧，相当于颈$_6$横突平面处深压，向深部压下能使颈部皮肤和颈椎贴近并在整个穿刺过程中一直保持这种深压状态。使气管及食管推向内侧，使颈总动脉推向外侧，并大大减少了穿刺针的穿刺距离。在左手拇指尖前做一皮肤小丘，再以 22 号长 10 厘米的穿刺针经皮肤小丘垂直刺入，直待刺达椎体遇有骨性阻力时，再将穿刺针稍退出 3～5 毫米。回抽无气、血及脑脊液时即可注入含有 0.5%～1%利多卡因 10～15 毫升、维生素 B_1 液 25～50 毫克、确炎舒松 A 12.5 毫克的合剂。每 2～3 天治疗 1 次，5 次为 1 个疗程。

(2)前侧入穿刺法：患者取仰卧位，头部略向对侧旋转。于锁骨中点上方 3 厘米和胸锁乳突肌后缘处(相当于颈外静脉与该肌后缘交叉点下方)做一局麻皮丘。用 22 号长 6～8 厘米的针自该处刺入并对着颈$_7$横突徐徐推进(如皮肤常规消毒后，术者用戴消毒手套的左手拇指预先在穿刺部位向颈$_7$横突方向深压，使皮肤贴近颈椎，并在整个穿刺过程中一直保持其深压状态，以大大提高穿刺的安全性，并缩短穿刺距离)。达横突遇骨性阻力后，将针尾向后并向头端略倾斜，使针尖沿该横突前侧通过而转向前下方继续深入约 1 厘米，或达颈$_7$椎体外侧面受阻后再退针少许。如回抽无气、血和脑脊液时即可注入含有 0.5%～1%利多卡因 10～15 毫升、维生素 B_1 液 25～50 毫克、确炎舒松 A 12.5 毫克的合剂。每 2～3 天治疗 1 次，5 次为 1 个疗程。

(3)后入穿刺法：穿刺针自颈$_7$、胸$_1$ 或胸$_{1\sim2}$的后侧横突间隙刺入，操作步骤与胸或腰椎椎旁交感神经节穿刺法相同。后入穿刺法产生霍纳综合征的征象需要较长的潜伏期，征象也不如前入法或前侧入法显著，可能是因后入法针尖越过椎间孔少许即止，未敢深入，致距离星状神经节较远之故。

37　在临床上能同时进行两侧的星状神经节注射治疗吗

在临床中，通常不同时进行两侧的星状神经节注射治疗。若需左右两侧同时治疗，宜先治疗一侧，隔 6～8 小时后方可进行另一侧治疗。两侧同时采用星状神经节注射治疗，有心脏骤停的危险；文献上已有多例因此致死的报道，不可再蹈覆辙。

38　星状神经节注射疗法穿刺成功的指征是什么

星状神经节注射疗法的操作中，穿刺成功的指征是注药 3～5 分钟后出现霍纳综合征的诸征象群，5～10 分钟达最高峰，2～3 小时后逐渐减退，4～6 小时后完全消失。有征象时患者必须卧床休息。

39 什么是霍纳综合征

霍纳综合征常在注药的一侧出现，主要表现为下面的几种征象：

(1)鼻腔黏膜充血，呼吸时鼻腔呈现程度不等的鼻塞，也即气体通过鼻腔时有不很通畅的情况。

(2)眼结膜充血，治疗的一侧面色潮红、耳郭发红。

(3)上眼睑下垂，于眼睑半张半合时更为显著，眼窝也可显示微内陷之感。

(4)瞳孔缩小(应在暗的光线下检查)，但对光反射和视调反射仍存在。

(5)汗液的分泌减少，额际和颜面区的皮肤转呈干燥，皮肤表面的温度也上升。有时患者有头晕症状，是因颅内血管扩张、颅内压暂时性升高所致。

40 交感型颈椎病星状神经节注射疗法的风险有哪些

(1)穿刺针推进太近中纵线而贴近气管外壁面，或药液的容积过大弥散到该膜时，喉返神经可能遭受阻滞，以致患者立感声嘶、失声，甚至下咽困难，严重时患者有窒息现象。

(2)穿刺针如向下倾斜太深，有引起气胸的危险。因此，应缓慢进针，当针尖触及胸膜、患者出现刺激性咳嗽时，应立即把针尖退出。操作时，应在患者吸气时刺入，并要注意穿刺方向，注药前必须先行抽吸。

(3)当针尖距离椎体的侧缘过远而刺入过深，可能使臂丛神经下干被阻滞，而霍纳综合征反属阴性。

(4)针尖万一刺入血管，血肿常很大且很痛。

(5)穿刺不当也可有误伤膈神经的可能。

(6)如迷走神经遭受阻滞，则心脏方面的扰乱可能很强烈，并可出现腹胀等情况。故操作中必须仔细谨慎，并且在注射前应先抽吸以观察有无血或脑脊液。

41 颈型颈椎病如何阻滞

(1)颈浅丛神经阻滞术:患者仰卧,去枕,头偏向健侧,充分暴露胸锁乳突肌和颈外静脉。先摸清胸锁乳突肌位置,在胸锁乳突肌后缘中点即为穿刺点,亦即为颈$_4$横突体表标志处。常规消毒铺巾后,于胸锁乳突肌后缘中点处做皮丘,用7号针头从皮丘进针后,同时可用手指将胸锁乳突肌轻轻提起,向胸锁乳突肌后缘缓慢进针,通常深度为0.5～1.0厘米,有一个突破感(即针尖已穿破颈部深筋膜,颈浅神经丛由此穿出并形成丛神经环),此时回吸无血后即可注入0.5%利多卡因或0.25%布比卡因5～10毫升。每日或隔日1次。一般1～2次即可痊愈。如效果欠佳,可于注射液中加入地塞米松5毫克。

(2)副神经阻滞术:对急性发病疼痛剧烈者,可施行副神经阻滞术。

副神经自颅腔出来后下行在乳突下3.5厘米处穿过胸锁乳突肌,并发出分支支配该肌,然后在胸锁乳突肌后缘中点上方出来,越过颈后枕三角区颈深筋膜浅层的深面,在斜方肌前缘距锁骨5厘米处穿入斜方肌。因此,副神经阻滞的位置在胸锁乳突肌后缘中点上方1厘米处,或斜方肌前缘距锁骨5厘米处。一般进针1～1.5厘米,出现异感或耸肩动作,标志穿刺成功。注射药物:0.5%的利多卡因或0.25%布比卡因5～10毫升。亦可适量加入地塞米松2.5～5毫克等,可迅速起效。每日1次,一般进行1～2次即可治愈。

42 神经根型颈椎病如何阻滞及埋线

(1)该型颈椎病的主要病理改变局限于椎间孔附近,出现颈脊神经根的压迫症状。这种神经根的受压极少是由于机械性的压迫,多数是在硬膜外隙和椎间孔附近对脊神经根的可逆性的刺激引起的,使神经根水肿、充血等病理改变。在此病变部位注射局麻药,可使受到刺激的神经根恢复正常的功能,注射混合液中加入激素类制剂,更有利于炎症和水肿的消退。最常应用的神经阻滞术有椎间孔阻滞,颈部硬膜外阻滞和颈部椎旁阻滞。

（2）埋线疗法：取颈椎夹脊3～7（棘突旁开1寸处）、肩井、手三里，均为患侧穴位。患者呈俯坐位，面部靠在垫高的枕头上，颈部保持平行状，根据X线片所示即临床检查压痛点，取相应的颈椎夹脊（旁开1寸），标定穴位后，常规消毒，用2%利多卡因在穴位下2寸处进针，当针尖到达病变处做穴位局部浸润麻醉（注意麻醉药要均匀），然后取0号或1号医用羊肠线3～4厘米（双线），用箭头式埋线针将羊肠线以25°向枕部方向埋入肌肉层病变处，深度约0.5厘米。患者可感觉到较强针感向头部和肩臂部放射，退针后针眼处用碘酒消毒，创可贴外敷固定3～5天。分别隔15天再埋第2、第3次，共治疗3次。埋线1周内要求不洗澡，不做剧烈运动。

43 椎动脉型颈椎病如何阻滞

（1）颈部硬膜外隙阻滞：可使患者的脑血流增加，缓解症状。

（2）星状神经节阻滞术：前侧入穿刺法（气管旁接近法）：患者取仰卧位，肩下垫枕。常规皮肤消毒，铺巾，术者位于左侧，先用左手食指和中指将颈总动脉和胸锁乳突肌推向外侧。在食指旁和胸锁乳突肌前缘、胸锁关节的上方约两横指处（环状软骨平面相当于颈$_6$横突处）为穿刺点，用7号针头与皮肤垂直进针（可以用术者的食指指尖触及颈$_7$横突，以引导进针）2～3厘米，即可触及骨质，此时针尖已达颈$_7$横突的外侧。退针少许（0.2～0.4厘米），回吸无血即可注入局麻药，穿刺针触及星状神经节时常无异感，故无须刻意寻找异感。

44 交感神经型颈椎病如何阻滞

（1）硬膜外隙阻滞（是绝对有效的治疗方法）：把0.125%罗哌卡因5毫升与维生素B_{12} 500微克（或加入地塞米松2.5毫克）混合液直接注射在受累的交感神经之椎体水平，从而阻断其恶性循环，改善局部血管神经的营养状况。单次阻滞每周2次，5次为1个疗程。硬膜外隙留置导管可每日注药1次，5次为1个疗程。平均需连续2～

4个疗程。也可采用硬膜外镇痛泵连续治疗。

(2)星状神经节阻滞术:它对治疗交感神经型颈椎病具有特异性。一般配合椎间孔、颈部痛点阻滞,可缩短疗程、提高疗效。可用1%利多卡因10毫升进行星状神经节阻滞。1～3天1次,5次为1个疗程。常于第一次阻滞治疗后,即可收到立竿见影的效果,但须反复施行阻滞以巩固疗效,至少需连续治疗2～4个疗程。

45 颈椎病经验方有哪些

(1)外伤型:行气活血,舒筋止痛。

方药:姜黄10克,甘草10克,羌活15克,海桐皮12克,当归15克,赤芍12克,白术12克,伸筋草15克,川芎12克,桂枝10克。水煎服。

疼痛重者加乳香、没药,久病体虚者加首乌、枸杞子等。

如伤后着寒或宿伤而有风寒者可用麻桂温经汤,方药如下:

赤芍12克,麻黄10克,桂枝12克,红花6克,白芷15克,细辛3克,桃仁12克,甘草10克。水煎服。

(2)风寒湿痹、经络受阻型:祛风除湿,温经活络。

方药:羌活10克,独活15克,藁本10克,防风15克,甘草10克,川芎12克,蔓荆子10克。水煎服。

如两手麻木为主,说明气虚,可用人参益气汤,方药如下:

黄芪20克,炙甘草10克,升麻10克,五味子15克,柴胡12克,生甘草10克,人参5克,白芍12克。水煎服。

(3)肝肾亏虚、气血不足型:滋补肝肾,益气活血。

方药:独活15克,桑寄生15克,秦艽10克,防风15克,细辛3克,当归15克,白芍12克,川芎15克,地黄15克,杜仲12克,牛膝15克,党参20克,茯苓12克,炙甘草10克,桂枝15克。水煎服。

如四肢痿软症较重,宜用加味四物汤,方药如下:

当归15克,熟地黄12克,白芍10克,川芎12克,五味子10克,麦冬12克,党参20克,黄柏10克,黄连15克,知母10克,杜仲12克,牛膝15克,苍术12克,黄芪20克。水煎服。

(4)痰湿凝阻、经络瘀滞型:理气化痰,通经活络。

方药:姜半夏 6 克,陈皮 10 克,茯苓 12 克,炙甘草 10 克。水煎服。

如患者气虚,加党参、白芍、黄芪;肢体麻重,加防风、荆芥、天麻、秦艽等。

如患者手足麻木伴两目羞明、目视物昏花、睛痛难开者可用神效黄芪汤,方药如下:

蔓荆子 10 克,陈皮 10 克,人参 5 克,炙甘草 10 克,白芍 15 克,黄芪 20 克。水煎服。